Leben mit der Polyvagal-Theorie

Von Deb Dana sind bereits folgende Titel im G. P. Probst Verlag erschienen:

Die Polyvagal-Theorie in der Therapie – Den Rhythmus der Regulation nutzen

Arbeiten mit der Polyvagal-Theorie – Übungen zur Förderung von Sicherheit und Verbundenheit

Flipchart Polyvagal-Theorie – Der Einfluß des Autonomen Nervensystems auf das Erleben von Sicherheit und Verbundenheit

Klinische Anwendungen der Polyvagal-Theorie – Ein neues Verständnis des Autonomen Nervensystems und seiner Anwendung in der therapeutischen Praxis (gemeinsam mit Stephen W. Porges)

Deb Dana

Leben mit der Polyvagal-Theorie

In Sicherheit verankert

Aus dem amerikanischen Englisch von
Theo Kierdorf und Hildegard Höhr

G. P. PROBST VERLAG
Lichtenau/Westfalen

Hinweis für Leser: Standards der klinischen Praxis und Behandlungsverfahren ändern sich im Laufe der Zeit, und keine Technik oder Empfehlung kann in jedem Fall und unter allen denkbaren Umständen als garantiert ungefährlich und wirksam bezeichnet werden. Das vorliegende Buch ist als Informationsquelle für Psychotherapeuten gedacht und kann keine adäquate Ausbildung und/oder klinische Supervision ersetzen. Weder der Verlag noch die Autorin können die absolute Richtigkeit, Wirksamkeit oder Angemessenheit irgendeiner konkreten Empfehlung in jeder Hinsicht garantieren. Autorin und Verlag übernehmen keine Verantwortung für Verluste oder Schädigungen, die angeblich durch Informationen oder Empfehlungen aus diesem Buch entstanden sind.

Für die Inhalte der im Buch angegebenen externen Webseiten übernehmen wir trotz sorgfältiger inhaltlicher Prüfung keinerlei Haftung. Für die Inhalte dieser Seiten sind ausschließlich deren Betreiber verantwortlich.

PVI POLYVAGAL INFORMED

Certified by Polyvagal Institute as accurately representing the principles described in Polyvagal Theory

Die Originalausgabe (»POLYVAGAL PRACTICES: Anchoring the Self in Safety«) ist bei W. W. Norton & Company, Inc., New York/London erschienen.

Übersetzung aus dem amerikanischen Englisch: Theo Kierdorf & Hildegard Höhr, Köln
Umschlaggestaltung: Mareile Gropengießer (Paderborn)
Coverfoto: © ThomBal – stock.adobe.com
Satz: SpaceType, Köln

ISBN 978-3-944476-48-3

Bibliographische Information der Deutschen Nationalbibliothek
Die Deutsche Nationalbibliothek verzeichnet diese Publikation in der Deutschen Nationalbibliografie; detaillierte bibliografische Daten sind im Internet über *http://dnb.d-nb.de* abrufbar.

Inhalt

Ich widme dieses Buch
meiner Familie.
Ihr seid meine Anker …

Danksagung

Wenn ich etwas schreibe, wird mir jedesmal bewußt, daß für meinen kreativen Prozeß Gemeinschaft unentbehrlich ist. Allerdings habe ich bei dem hier vorliegenden Buch in stärkerem Maß als bei jedem anderen meiner Projekte das Gefühl, daß es durch gemeinsame Bemühung entstanden ist. Zur Arbeit an *Leben mit der Polyvagal-Theorie* wurde ich durch ein Gespräch inspiriert, das ich kurz nach einem Krankenhausaufenthalt mit meiner Lektorin Deborah Malmud führte, in einer Zeit, in der ich gerade erst anfing, mir über die Auswirkungen meiner Erkrankung klar zu werden. Im Grunde war es ein ziemliches Abenteuer, in einer Situation, in der ich zu Hause zweimal täglich intravenöse Infusionen bekam, ein Buch schreiben zu wollen. Es war mir nicht einmal möglich, vom Schlafzimmer in die Küche zu gehen, und ich fragte mich ernstlich, ob ich wohl jemals wieder als Trainerin würde arbeiten können. Letztlich wurde die Arbeit an diesem Buch aber zu einem wichtigen Bestandteil meines Genesungsprozesses. Die Arbeit an der Organisation des Textes half mir, Sinn und Zweck meiner Arbeit wiederzuentdecken und meine Leidenschaft für diese Art zu arbeiten zu regenerieren. Danke, Deborah Malmud, daß du mir in einem Zustand völliger Desorientiertheit eine Rettungsleine gereicht hast.

Auch meine klugen und wundervollen Töchter möchte ich in diesem Zusammenhang erwähnen. Eure Liebe und Fürsorglichkeit haben mir geholfen, meinen Weg wiederzufinden und neue Gewohnheiten zu entwickeln, die mein Nervensystem stärken. Hättet ihr mich nicht beharrlich immer wieder daran erinnert, daß es noch andere Möglichkeiten gibt, den Alltag zu bewältigen, befände ich mich jetzt nicht auf einem neuen Weg zum Wohlbefinden.

Besonders herzlich danken möchte ich auch den Mitgliedern meiner Polyvagal-Familie, die für mich da waren, als ich mich sorgte, ich könnte nie zu einer Form von Normalität zurückkehren. Ihr habt mich erinnert, daß ich nicht allein bin, habt mir versichert, ich würde mich erholen, und mir geholfen, eine Balance zwischen Ruhezeiten und Schreibarbeit zu finden. Allen, die mir über ihre Erfahrungen mit unterschiedlichen Übungen berichtet haben, sei hiermit gesagt, daß ihre Berichte mir sehr bei der Auswahl und Zusammenstellung der in diesem Buch beschriebenen Übungen geholfen haben. In Form von eMails, Zoom-Meetings, Anrufen und Besuchen waren viele Menschen an der Entstehung dieses Buches beteiligt. Ihnen allen danke ich dafür, daß sie mir geholfen haben, mich mit den Randbereichen der Entwicklung zu beschäftigen und zu lernen, mich in einem tieferen Sinne in Sicherheit zu verankern.

Ich übersende Ihnen allen meine Dankbarkeit und einen Glimmer.

Deb

Einleitung

Das Buch *Leben mit der Polyvagal-Theorie* lädt ein zu erforschen, warum das Autonome Nervensystem sowohl Schöpfer als auch Zeuge unseres Erlebens ist. Wenn wir mit Hilfe der im vorliegenden Buch beschriebenen Strategien und Übungen unser Nervensystem besser kennenlernen, entdecken wir Muster, die uns Freude machen, und andere, die wir verändern möchten. So finden wir den Weg zum Rhythmus der Regulation, der uns Sicherheit, Verbundenheit und Freude bringt.

Ich habe dieses Buch in einer Zeit geschrieben, in der mein Leben bedingt durch eine Erkrankung aus den Fugen geriet und darüber hinaus auch die ganze Welt im Aufruhr war. Monate später bin ich persönlich auf dem Weg zur Genesung, und auf der ganzen Welt suchen Menschen nach Möglichkeiten, ein Gefühl der Sicherheit zurückzuerlangen und in einer zutiefst gespaltenen Welt zurechtzukommen. Die schwierige aktuelle Situation bringt uns dazu, individuell und gemeinsam einen sicheren Weg in die Zukunft zu suchen. Unsere biologischen Grundlagen zu verstehen und zu wissen, wie wir den Zustand autonomer Regulation erreichen, ist unverzichtbar, wenn es unser Ziel ist, die Herausforderungen zu bewältigen, mit denen wir in dieser Zeit des Wandels konfrontiert werden.

Das Buch *Leben mit der Polyvagal-Theorie* basiert auf dem Werk von Stephen Porges, dem Begründer der Polyvagal-Theorie. Er stellte diese Theorie erstmals im Jahre 1994 in einer Ansprache als Präsident der *Society for Psychophysiological Research* vor. Der Vortrag wurde 1995* in der Zeitschrift

* Porges, S. W. (1995): Orienting in a defensive world: Mammalian modifications of our evolutionary heritage. A Polyvagal Theory. *Psychophysiology, 32*(4), 301–318; dt. (2010): Orientierung in einer Welt voller Feinde: Für Säugetiere charakteristische Veränderungen unseres evolutionären Erbes: Eine Polyvagal-Theorie, in: *Die Polyvagal-Theorie*. Paderborn: Junfermann.

der Gesellschaft, *Psychophysiology,* veröffentlicht, und die Theorie wurde in den Folgejahren in Fachartikeln, Büchern und Vorträgen weiterentwickelt. Die Polyvagal-Theorie ist seit ihrer ersten Vorstellung in Tausenden von wissenschaftlichen Artikeln erwähnt und erörtert worden und in die klinische Arbeit von Therapeuten auf der ganzen Welt eingeflossen. Stephen Porges hat uns durch die Polyvagal-Theorie die Möglichkeit erschlossen, in unserem Alltag wirksame neurophysiologische Systeme zu verstehen, und seine Theorie hat mittlerweile starken Einfluß auf die psychotherapeutische Praxis.

Im Laufe der Jahre hatte ich die Freude, mit Stephen Porges gemeinsam die Erkenntnisse der Polyvagal-Theorie zunächst für deren klinische Anwendung und später für deren Nutzung im Alltagsleben zu erschließen. Das vorliegende Buch ist für alle gedacht, die eine stärkere Beziehung zum biologisch basierten Zustand der Sicherheit und Verbundenheit entwickeln möchten. Auf eine kurze Einführung in die Polyvagal-Theorie folgen Beschreibungen von Übungen, die verschiedenen Kategorien zugeordnet sind: Mapping, Zuhören, In Verbindung treten, Kreativität, Vertiefen und Reflexion. Die Einführung hilft Ihnen, sich mit Grundbegriffen, die im gesamten Buch verwendet werden, vertraut zu machen. Die ersten beiden Leiter-Mappings im Kapitel über das Mapping bilden die Grundlage für die restlichen Übungen. Nachdem Sie daran gearbeitet haben, können Sie die restlichen Übungen in jeder beliebigen Reihenfolge ausführen. Arbeitsblätter zu den Übungen finden Sie auf der Verlags-Webseite *www.gp-probst.de.* Rufen Sie hierzu die »Produktseite« des Buches auf. Den Link zu den Arbeitsblättern finden Sie rechts neben der Coverabbildung.

Die Wissenschaft von der Sicherheit

Wenn wir uns darauf vorbereiten, eine Reise anzutreten, in deren Verlauf wir lernen werden, uns in Sicherheit zu verankern, ist es von Nutzen, die Grundlagen der Polyvagal-Theorie zu kennen, mit der Sprache des Nervensystems vertraut zu sein und zu lernen, sich in dieser Sprache auszudrücken. Wir müssen zwar keine Wissenschaftler sein, aber wir müssen neugierig darauf sein, wie die Biologie unser Leben beeinflußt, und wir müssen dieses Wissen zur Stärkung unseres Wohlbefindens nutzen können.

Wahrscheinlich haben Sie schon in der Schule vom Autonomen Nervensystem gehört. Und vielleicht erinnern Sie sich auch daran, daß es Körperfunktionen wie die Atmung, den Herzschlag und die Verdauung steuert. Überraschen wird Sie aber wahrscheinlich zu erfahren, daß das Autonome Nervensystem nicht nur diese wichtigen Körperfunktionen steuert, sondern sich auch auf unser tägliches Erleben auswirkt. Es beeinflußt, wie wir leben, lieben und arbeiten; es steuert unsere Aktivitäten in der Welt. Der Polyvagal-Theorie zufolge basiert das Autonome Nervensystem auf drei Organisationsprinzipien: Hierarchie, Neurozeption und Co-Regulation.

Die Hierarchie autonomer Reaktionsweisen

Das Autonome Nervensystem ist zu drei grundlegenden Reaktionsweisen in der Lage – der ventral-vagalen, der sympathischen und der dorsal-vagalen –, zwischen denen wir auf voraussehbare Weise wechseln, nämlich im Einklang mit der autonomen Hierarchie. Jeder dieser drei Pfade ist mit bestimmten Arten von Gedanken, Gefühlen, Verhaltensweisen und Körperempfindungen verbunden. Der ventral-vagale Aspekt an der Spitze der autonomen Hierarchie ist das System für soziale Verbundenheit. Der ventral-vagale Modus ist für Gesundheit und Wohlbefinden entscheidend. In ihm fühlen wir uns geerdet, organisiert und bereit, uns dem Alltagsgeschehen zu stellen. Wir haben dann das Gefühl, im Leben zurechtzukommen; wir sehen unterschiedliche Möglichkeiten, haben Hoffnung und hören neue Erzählungen. Wir treten zu uns selbst, zu anderen, zur Welt in unserer Umgebung und zur Geistessphäre in Kontakt. Wir befinden uns in einem regulierten Zustand und sind bereit, aktiv zu werden. Der sympathische Aspekt etwas weiter unten in der Hierarchie ist ein mobilisierendes System. Im Alltag hilft er, das Herz und den Atemrhythmus zu regulieren, und verschafft uns die Energie, die wir im Tagesverlauf brauchen. In seiner überlebenssichernden Funktion aktiviert er uns für Kampf und Flucht und läßt Angst und Wut in uns aufkommen. Der dorsal-vagale Aspekt, der das untere Ende der Hierarchie bildet, reguliert im Alltag die Verdauung, die unserem Körper Nährstoffe zuführt. Im Dienste der Überlebenssicherung ermöglicht uns der dorsalvagale Pfad, uns abzuschotten. Wir fühlen uns erschöpft, ohne die Energie, die notwendig wäre, um in der Welt aktiv zu werden. Wir kollabieren, verabschieden uns aus der Verbundenheit und verschwinden. Während wir mit den Herausforderungen des Alltagslebens fertig zu werden versuchen, bewegen wir uns in dieser Hierarchie ständig auf und ab.

Neurozeption

Der Begriff Neurozeption wurde von Stephen Porges, dem Begründer der Polyvagal-Theorie geprägt. Er beschreibt, wie das Autonome Nervensystem Informationen aufnimmt. Dieses innere, unter der Bewußtseinsschwelle arbeitende Beobachtungssystem sammelt Informationen innerhalb unseres Körpers, in unserer unmittelbaren Umgebung und in unseren Verbindungen zu anderen Menschen. Mit Hilfe der Neurozeption senden und empfangen wir ständig erfreuliche und warnende Botschaften. In Reaktion auf diese Informationen bewegen wir uns in der autonomen Hierarchie von Zustand zu Zustand.

Co-Regulation

Co-Regulation ist erstens für das Überleben und zweitens für das Gedeihen notwendig. Es handelt sich um eine biologische Notwendigkeit – ein Bedürfnis, dessen Erfüllung für die Erhaltung des Lebens unverzichtbar ist. Durch die Regulation unserer autonomen Zustände im Kontakt mit einem anderen Menschen (reziproke Regulation) fühlen wir uns so sicher, daß wir uns in die Verbundenheit hineinwagen und Vertrauensbeziehungen aufbauen können. Im weiteren Verlauf unserer Entwicklung erwerben wir auch die Fähigkeit zur Selbstregulation, verlieren aber nie das Bedürfnis und die Sehnsucht nach sicherer Verbundenheit mit anderen.

Die folgende Anleitung zum Verständnis des Autonomen Nervensystems erschließt mit Hilfe der Metapher der autonomen Leiter einen anderen Blick.

Bei unserem Eintritt in die Welt sind wir darauf vorbereitet, zu anderen Menschen in Verbindung zu treten. Vom ersten Atemzug an streben wir danach, uns in unserem Körper, unserer Umgebung und unseren Beziehungen zu anderen Menschen sicher zu fühlen. Das Autonome Nervensystem ist unser persönliches Beobachtungssystem; es ist ständig auf der Hut und fragt ständig: »Ist das sicher?« Es versucht, uns zu schützen, indem es Zustände der Sicherheit und der Gefahr aufspürt und Augenblick für Augenblick verfolgt, was in unserem Körper, in der Umgebung und in unseren Verbindungen zu anderen Menschen vor sich geht. Dieses Zuhören findet außerhalb unseres Gewahrseins statt und unterliegt nicht der Kontrolle des Bewußtseins. Weil Stephen Porges erkannte, daß sich dieses Gewahrsein von der Wahrnehmung unterscheidet, prägte er den Begriff Neurozeption, der beinhaltet, daß unser Autonomes Nervensystem ständig nach Anzeichen für Sicherheit, Gefahr und Lebensgefahr sucht, ohne daß unser denkendes Gehirn daran beteiligt ist. Weil wir als Menschen sinnstiftende Wesen sind, führt das, was als nonverbales Erleben der Neurozeption beginnt, zur Entwicklung einer Erzählung, die unser Alltagsleben prägt.

Das Autonome Nervensystem

Das Autonome Nervensystem besteht aus zwei Hauptzweigen, dem sympathischen und dem parasympathischen Zweig, und es reagiert auf Signale und Empfindungen über drei Bahnen, die jeweils mit einem für sie charakteristischen Reaktionsmuster verbunden sind. Auf jeder dieser Bahnen reagieren wir *im Dienste unseres Überlebens*. Der sympathische Zweig geht aus dem Hirnstamm hervor und verläuft von dort durch die motorischen Nervenbahnen, die aus dem mittleren Bereich des Rückenmarks austreten. Der sympathische Zweig bereitet uns auf Aktivität vor. Er reagiert auf Gefahrensignale, triggert die Adrenalinausschüttung und treibt so die Kampf-oder-Flucht-Reaktion an.

Hinsichtlich des parasympathischen Zweiges unterscheidet die Polyvagal-Theorie zwei Bahnen, die beide dem sogenannten Vagusnerv zugerechnet werden. Vagus ist ein lateinisches Wort, das »wandernd« bedeutet, was eine sehr passende Bezeichnung für diesen Nerv ist. Vom Hirnstamm an der Schädelbasis ausgehend, verläuft der Vagus in zwei Richtungen: abwärts durch Lunge, Herz, Zwerchfell und Bauch und aufwärts zu Nerven in Hals, Kehle, Augen und Ohren. Der Vagus wird in zwei Teile gegliedert: die ventrale und die dorsale Vagusbahn. Die ventrale Bahn reagiert auf Signale für Sicherheit und unterstützt Gefühle sicherer Zugewandtheit und sozialer Verbundenheit. Der dorsale Pfad hingegen reagiert auf Signale für extreme Gefahr. Letzterer reißt uns aus dem Zustand der Verbundenheit und des Gewahrseins und versetzt uns in einen schützenden Kollaps. Wenn wir uns abgeschnitten, empfindungstaub oder »nicht hier« fühlen, hat der dorsale Vagus die Regie übernommen.

Stephen Porges hat eine Hierarchie möglicher Reaktionen benannt, die unserem Autonomen Nervensystem immanent und in der evolutionären Entwicklung unserer Spezies verankert sind. Die dorsale Vagusbahn des parasympathischen ANS-Zweigs und die mit ihm assoziierte Erstarrungsreaktion liegt bei unseren Wirbeltier-Vorfahren; dies ist die älteste der drei Bahnen des Autonomen Nervensystems. Später entstand der sympathische ANS-Zweig, der die Mobilisierung fördert. Die neueste Entwicklung, die ventrale Vagusbahn des parasympathischen Zweigs, fördert Muster sozialer Verbundenheit, die nur bei Säugetieren vorkommen.

Wenn wir in unserer ventralen Vagusbahn verwurzelt sind, fühlen wir uns sicher, verbunden, ruhig und offen. Eine Neurozeption von Gefahr kann uns aus diesem Zustand zum sympathischen Zweig und damit auf eine ältere Stufe unserer Entwicklungsgeschichte befördern. Dort werden wir für eine Reaktion mobilisiert. Aktiv zu werden hilft uns, in den sicheren Zustand sozialer Verbundenheit zurückzukehren. Wenn wir uns fühlen, als wären wir gefangen und könnten nicht fliehen, bringt uns die dorsale Vagusbahn zu den Anfängen unserer Entwicklungsgeschichte. In diesem Zustand können wir uns nicht bewegen, und wir verschließen uns dann, um zu überleben. Von dort zurück zum Gefühl der Sicherheit und sozialer Verbundenheit ist es ein langer Weg, den zu gehen sehr schmerzhaft ist.

Die autonome Leiter

Wir werden nun unser Grundwissen über das Autonome Nervensystem in ein alltagstaugliches Verständnis übersetzen, indem wir uns dieses System als Leiter vorstellen. Wie verändert sich unser Erleben, wenn wir auf der Leiter abwärts oder aufwärts steigen?

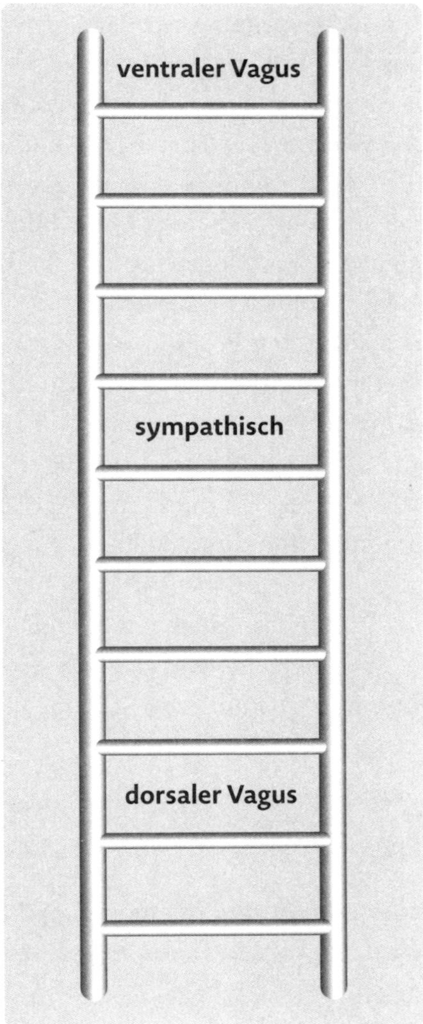

Die oberste Position der Leiter

Wie würde es sich anfühlen, in Sicherheit zu sein und Wärme zu spüren? Von starken und gleichzeitig sanften Armen gehalten. Eng angeschmiegt und im Weinen und Lachen mit anderen verbunden. Frei, sich mitzuteilen, zu bleiben oder aufzubrechen ...

Sicherheit und Verbundenheit sind die Domäne des entwicklungsgeschichtlich neuesten Teils des Autonomen Nervensystems. Unser System für soziale Verbundenheit obliegt der ventralen Vagusbahn des parasympathischen ANS-Zweiges. Im Zustand sozialer Verbundenheit ist unsere Herzfrequenz reguliert, und wir atmen vollständig ein und aus. Wir nehmen die Gesichter von Freunden wahr, stimmen uns auf Gespräche ein und blenden ablenkende Geräusche aus. Wir sehen das große Bild und treten zur Welt und zu den Menschen in unserer Umgebung in Kontakt. Ich würde mich in diesem Zustand als sicher, fröhlich und friedlich beschreiben. In dieser mit dem ventralen Vagus assoziierten Position am obersten Punkt der autonomen Leiter bin ich mit mir selbst verbunden und kann zu anderen Menschen in Verbindung treten. Einige der Alltagserlebnisse in diesem Zustand schließen ein, daß man organisiert ist, Pläne vollständig in die Tat umsetzt, für sich selbst sorgt, sich Zeit für Spiel nimmt, mit anderen etwas unternimmt, sich bei der Arbeit produktiv fühlt und daß man ein generelles Gefühl der Regulation und einer geordneten Lebensführung hat. Zu den gesundheitlichen Vorteilen dieses Zustandes zählen ein gesundes Herz, ein normaler Blutdruck, ein starkes Immunsystem, und all dies verringert die Anfälligkeit für Krankheiten, verbessert Verdauung und Schlafqualität und stärkt das allgemeine Wohlgefühl.

Auf der Leiter abwärts

Die Furcht flüstert mir etwas zu, und ich spüre die Macht dieser Botschaft: Bewege dich, werde aktiv, fliehe! Man kann niemandem vertrauen. Es gibt keinen sicheren Ort ...

Der sympathische ANS-Zweig wird aktiviert, wenn wir Unbehagen empfinden und eine Neurozeption von Gefahr verspüren. Wir stürzen uns dann in die Aktivität. Hier haben Kampf und Flucht ihren Platz. In diesem Zustand schlägt unser Herz schneller, und wir atmen kürzer und flacher. Wir beobachten unsere Umgebung, um Gefahren zu erkennen – wir sind in Bewegung. Ich könnte mich in diesem Zustand als besorgt oder wütend beschreiben und über einen Adrenalinansturm berichten, der es mir erschwert, ruhig zu bleiben. Ich lausche, um auf Gefahr deutende Geräusche zu erkennen, und ich überhöre mir freundlich gesinnte Stimmen. Die Welt erscheint mir als gefährlich, chaotisch und feindselig. In diesem Zustand sympathischer Mobilisierung – eine Stufe tiefer auf der autonomen Leiter und zu einem früheren Zeitpunkt in der Entwicklungsgeschichte – glaube ich möglicherweise: »Die Welt ist ein gefährlicher Ort, und ich muß mich vor Unheil schützen.« In diesem Zustand können im Alltag Probleme auftauchen wie beispielsweise Ängste, Panikattacken, Wutanfälle, Konzentrationsschwäche, mangelndes Durchhaltevermögen und Beziehungsprobleme. Gesundheitliche Beeinträchtigungen können sich in Form von Herzkrankheiten, Bluthochdruck, hohen Cholesterinwerten, Schlafstörungen, Gedächtnisstörungen, Kopfschmerzen, chronischen Muskelverspannungen im Hals-, Schulter- und Rückenbereich, sowie einer generell erhöhten Anfälligkeit für Erkrankungen äußern.

Das untere Ende der Leiter

Ich bin weit entfernt an einem dunklen und unfreundlichen Ort. Ich gebe keinen Laut von mir. Ich bin klein und still und atme kaum. Ich bin allein an einem Ort, wo mich niemals jemand finden wird …

Unser ältester Reaktionsweg, der dorsale Vaguspfad des parasympathischen ANS-Zweigs, ist unsere letzte Reaktionsmöglichkeit. Wenn alles andere versagt hat, wir in der Falle sitzen und es uns nicht möglich ist, aktiv zu werden, versetzt uns der dorsale Vagus in einen Zustand vollständigen Abschaltens, des Kollabierens und der Dissoziation. Wir befinden uns dann ganz unten auf der autonomen Leiter, sind mit unserer Verzweiflung allein und flüchten uns in einen Zustand, in dem wir nichts wissen, nichts spüren und das Gefühl haben, fast gar nicht zu existieren. Ich könnte mich in diesem Zustand als hoffnungslos, verlassen, benebelt, zu müde zum Denken oder Handeln, in einer leeren, toten und dunklen Welt beschreiben. An diesem Punkt der Entwicklungsgeschichte angelangt, glaube ich wahrscheinlich: »Ich habe mich verirrt, und niemand wird mich hier jemals finden.« Im Alltag können in diesem Fall Probleme wie Dissoziation, Gedächtnisstörungen, Depression, Einsamkeit und Mangel an Energie für die Erledigung der täglichen Aufgaben zutage treten. Gesundheitliche Folgen des Verweilens in diesem Zustand können chronische Erschöpfung, Fibromyalgie, Verdauungsstörungen, niedriger Blutdruck und Atemwegserkrankungen sein.

Auf und ab auf der Leiter

Da wir die verschiedenen Bereiche der autonomen Leiter nun kennen, werden wir uns damit beschäftigen, wie wir uns darauf abwärts und aufwärts bewegen. Unser bevorzugter Platz auf der Leiter liegt ganz oben. Charakteristisch für den ventral-vagalen Zustand ist eine hoffnungsvolle Haltung und der Zugriff auf Ressourcen. Wir können leben, lieben und lachen, sowohl allein als auch in Gesellschaft anderer. Zwar ist auch hier nicht alles eitel Sonnenschein, aber wir sehen uns in der Lage, uns unser Leid einzugestehen, um Unterstützung zu bitten und verschiedene Handlungsmöglichkeiten zu erforschen. Wenn wir uns unwohl fühlen, weil wir eine unmittelbar drohende Gefahr wittern, bewegen wir uns auf der Leiter abwärts. Wir hoffen dann, daß unser Aktivwerden uns so viel Raum verschaffen wird, daß wir durchatmen und auf der Leiter wieder emporsteigen können, um in einen Zustand der Sicherheit und Verbundenheit zurückzugelangen. Erst wenn wir auf die unterste Stufe der Leiter hinabgesunken sind, empfinden wir die Sicherheit und Hoffnung, die uns ganz oben auf der Leiter erwarten, als unerreichbar.

Wie die Systeme zusammenarbeiten

Wir fühlen uns wohl, wenn die drei Elemente unseres Autonomen Nervensystems zusammenarbeiten. Um diesen Zustand der Integration zu verstehen, lösen wir uns nun vom Bild der autonomen Leiter und stellen uns ein Haus vor. Das *dorsal-vagale System* ist für die Funktionsfähigkeit der Haustechnik zuständig. Es ist ständig im Hintergrund aktiv und hält unsere grundlegenden Körpersysteme in Gang. Tritt irgendwo ein Fehler auf, richten wir unsere Aufmerksamkeit darauf. Läuft alles gut, erledigen die grundlegenden Körperfunktionen ihre Aufgaben automatisch. Ohne den Einfluß des ventral-vagalen Systems hält die Haustechnik das leere Haus betriebsbereit, aber niemand ist zu Hause. Sind wir in solch einem Fall dennoch zu Hause, ist die Umgebung nicht besonders angenehm. Alles funktioniert auf niedrigstem Niveau, so daß die Luft zirkuliert und die Leitungen nicht einfrieren. Es reicht gerade zur Erhaltung des Lebens.

Den *sympathischen Zweig des ANS* kann man sich als Sicherheitssystem des Hauses vorstellen, die Hauselektronik, die wichtige Funktionen aufrechterhält und in Notfällen eingreift. Danach kehrt es in den Standby-Modus zurück. Wenn das Sicherheitssystem nicht durch das *ventral-vagale System* kontrolliert wird, fängt es ständig Warnsignale auf und löst deshalb immer wieder Alarm aus.

Das *ventral-vagale System* ermöglicht uns, das Heim, in dem wir wohnen, zu genießen. Wir können es als einen Ort der Ruhe erlerben, an dem wir uns regenerieren und mit Freunden und Familienmitgliedern zusammenkommen können. Wir spüren, daß die grundlegende Haustechnik im Hintergrund aktiv ist. Unser Herz und unsere Atmung arbeiten gleichförmig. Wir vertrauen darauf, daß sich unser Überwachungssystem im Standby befindet. Die Integration dieser drei Systeme ermöglicht uns, mitfühlend zu sein, neugierig auf die Welt, in der wir leben, und emotional und physisch mit den Menschen in unserer Umgebung verbunden.

Auf der Grundlage dieses anfänglichen Verständnisses der Rolle und der Reaktionen des Autonomen Nervensystems im Dienste unserer Sicherheit und unseres Überlebens können wir anfangen, uns mit diesem System vertraut zu machen und es im Rahmen unseres Strebens nach Sicherheit und Verbundenheit erfolgreich zu bedienen.

TEIL I
Mapping

Warum Mapping?

Eine Welt ohne Landkarten kann man sich nur schwer vorstellen. Menschen zeichnen sie seit vielen Jahrhunderten. Schon 8000 v. Chr. haben Kartographen Darstellungen des Himmels und der Sterne gezeichnet. Der griechische Philosoph Anaximander (6. Jh. v. Chr.) wird oft als erster Kartograph der damals bekannten Welt bezeichnet. Jede Kultur benutzt eine Art von Landkarte, und heutzutage sind viele Menschen mit einer Karten-App unterwegs, die ihnen den besten Weg zu ihrem Ziel anzeigt.

Wenn wir etwas über die Welt um uns oder in uns aussagen wollen, bieten uns Karten die beste Möglichkeit, über komplexe Umgebungen zu kommunizieren und gleichzeitig unsere Empfindungen bezüglich eines Ortes zum Ausdruck zu bringen. »Landkarten sind nicht nur bei der Wegfindung *(wayfinding)* von Nutzen, sondern sie können uns auch dazu inspirieren, die Welt mit unserer Imagination zu erforschen …«*

»Wegfindung« *(wayfinding)* – was für ein wunderbares Wort. Es läßt die Vorstellung sicheren Reisens von Ort zu Ort lebendig werden. Um einen Weg finden zu können, müssen wir wissen, wo wir momentan sind und wohin wir wollen, und außerdem müssen wir einen Weg kennen, der uns zu diesem Ziel bringt. Indem wir autonome Landkarten schaffen, werden wir zu *autonomen Wegfindern,* weil wir dann unser Wissen über das Nerven-

---

* The British Cartographic Society (2016, Februar). *The Cartographic Journal,* 53(1), 1–2.

system nutzen, um herauszufinden, wo wir sind, und um unseren Weg von einem Zustand zum anderen zu finden, ohne uns in Gefahr zu bringen.

Das Ziel autonomen Mappings ist, unser Erleben der Welt von jedem autonomen Zustand aus zu veranschaulichen, wozu wir unserer Körperreaktionen, Überzeugungen, Emotionen und Verhaltensweisen bewußt werden müssen. Indem wir eine autonome Kartierung entwickeln, stellen wir fest, wie wir uns auf die Welt einlassen und welche Muster von Verbundenheit und Schutz in unserem Alltagsleben eine Rolle spielen. Wir sehen die Aktivitäten unseres Nervensystems im Dienste unserer Sicherheit, wobei es manchmal auf ein wohlbekanntes Signal reagiert und in anderen Fällen im gegenwärtigen Augenblick präsent bleibt. Wenn wir die Muster unserer autonomen Reaktionen verstehen, verringern wir unsere Scham und Selbstkritik und schaffen Raum für Neugier und Mitgefühl bzw. Selbstmitgefühl. Unsere autonomen Mappings helfen uns bei der Auswahl von Übungen, die uns zurück zur Regulation geleiten, und stärken unsere Fähigkeit, inmitten alltäglicher Herausforderungen in Sicherheit verankert zu bleiben.

Wenn wir uns verirrt haben und den Weg zurück nach Hause finden müssen, nutzen wir eine Landkarte. Unser verkörpertes Zuhause liegt im ventral-vagalen Zustand, sicher verankert am oberen Ende der autonomen Hierarchie. Ich bin mir sicher, daß unser Nervensystem den Weg kennt. Vielleicht haben wir diese Art von Wegen nicht oft genutzt. Vielleicht sind sie teilweise verborgen, oder wir haben sie einmal gut gekannt, sie aber seit Längerem nicht mehr benutzt. Ganz gleich, was wir erlebt haben, Wege in die Sicherheit sind Teil unserer biologischen Grundlagen und warten auf uns. Mit Hilfe unserer autonomen Mappings können wir uns im Augenblick orientieren, und wenn wir wissen, wo wir sind, finden wir den Weg nach Hause.

Wo bin ich? Mapping des persönlichen Profils

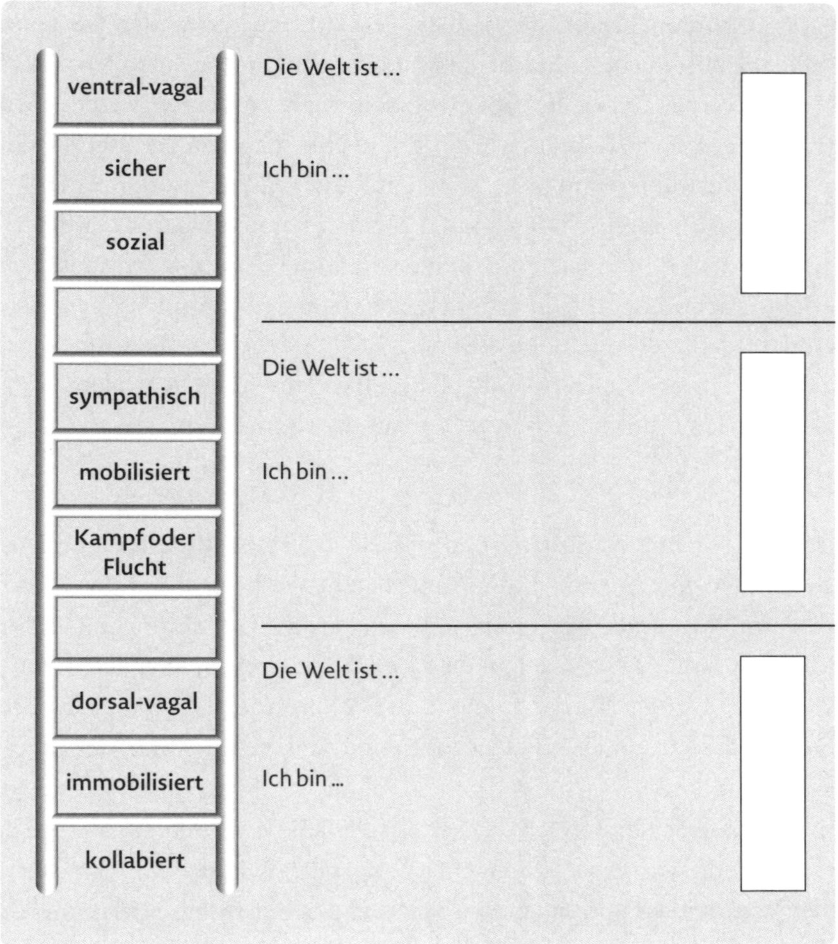

Mapping des persönlichen Profils – Vorlage

Das Mapping des persönlichen Profils ist ein guter Anfangspunkt. Es hilft Ihnen, zu Ihren Erlebnissen in den beiden überlebenssichernden Zuständen und im Zustand der Regulation in Verbindung zu treten und sie auf sichere Weise kennenzulernen. Dieser Mapping-Prozeß ermöglicht Ihnen, zunächst eine Zehe in den sympathischen und den dorsal-vagalen Zustand einzutauchen, um beide ein wenig kennenzulernen, ohne von ihnen überwältigt zu werden, wie es oft passiert. Anschließend erforschen Sie die Energie ventraler Sicherheit und Verbundenheit. Sie können dieses Mapping mit einem Bleistift ausführen; besser ist es jedoch, Farbstifte zu verwenden. Sie können die einzelnen Bereiche mit farbigen Markern oder Stiften ausfüllen. Falls Sie auf Farben verzichten wollen, aber trotzdem wissen möchten, welche Farben Ihr Nervensystem auswählen würde, können Sie für jeden der drei Zustände eine Farbe auswählen und diese Wahl am Rand der Zeichnung vermerken.

Bei dieser Mapping-Übung sollten Sie den voraussehbaren, in der Hierarchie abwärts führenden Pfad wählen und zunächst den sympathischen überlebenssichernden Pfad kartieren, sich dann dem dorsalen überlebenssichernden Pfad zuwenden und sich zum Schluß dem ventralen Zustand der Regulation zuwenden. Es ist sinnvoll, das Experiment im ventralen Zustand zu beenden, weil unser Nervensystem auf die Kartierung unserer Zustände reagiert.

- Denken Sie an eine Situation, in der Sie zur sympathischen überlebenssichernden Energie von Kampf und Flucht tendierten und das Aufkommen von Wut und Angst spürten. Lassen Sie die Erinnerung in Geist und Körper so intensiv erwachen, daß Sie sie schmecken, aber nicht von ihr überflutet werden. Ist das Erlebnis zu stark, werden Sie in die chaotische Energie des Zustandes hineingezogen und sind nicht mehr in der Lage, sie kennenzulernen.
- Im sympathischen Bereich der Leiter sollen Sie beschreiben, was Sie dort empfinden. Was geschieht in Ihrem Körper? Was tun Sie? Was fühlen Sie? Was denken und sagen Sie? Wie steht es mit Ihrem Schlaf, mit Ihrer Beziehung zu Nahrung, mit dem Substanzkonsum oder mit zwanghaften Verhaltensweisen? Ergänzen Sie am Schluß dieses Abschnitts die Sätze »Ich bin …« und »Die Welt ist …«. Die beiden Sätze dienen dazu, die zentralen Überzeugungen zu identifizieren, die Ihr Erleben prägen, wenn Sie sich in einem Zustand sympathischer Aktivierung befinden.
- Wechseln Sie nun zum überlebenssichernden dorsal-vagalen Zustand. So wie für den sympathischen Zustand ein Energieübermaß typisch ist,

kennzeichnet den dorsal-vagalen Zustand Energiemangel. Denken Sie an eine Situation, in der Sie spürten, daß die Energie aus Ihrem System abfloß und Sie den ersten Schritt in den vollständigen Rückzug *(shutdown)* antraten. Für das dorsal-vagale Erleben ist Unverbundenheit charakteristisch, das Gefühl, mit dem gegenwärtigen Augenblick nicht in Kontakt zu sein, nicht gesehen zu werden, sich verirrt zu haben und allein zurechtkommen zu müssen. Das Mapping des dorsal-vagalen Zustandes kann leicht zum Kollabieren und zu einem Zustand der Unverbundenheit führen. Lassen Sie deshalb nur gerade so viel in Ihr Gewahrsein treten, daß Sie mit der Gegenwart Ihres überlebenssichernden dorsal-vagalen Zustandes fertig werden und sich mit ihm vertraut machen können.

- Notieren Sie, wie es sich für Sie an diesem Ort anfühlt, wie es dort aussieht und welche Geräusche Sie dort wahrnehmen. Was spüren Sie? Was denken und sagen Sie? Wie sieht es mit Ihrem Schlaf und Ihrem Verhältnis zu Nahrung aus? Und wie mit Substanzkonsum oder zwanghaftem Verhalten? Ergänzen Sie die Sätze »Ich bin …« und »Die Welt ist …«, um die in diesem Zusammenhang aktiven zentralen Überzeugungen zu finden.
- Schließen Sie das Mapping mit der Arbeit am Zustand ventral-vagaler Regulation ab. Wenn Sie sich sorgen, weil Sie nicht viel Zeit im ventral-vagalen Zustand verbracht haben oder weil Sie meinen, Sie kennen diesen Ort der Sicherheit eigentlich nicht, können Sie sich mit dem Wissen beruhigen, daß schon ein Mikro-Moment im ventral-vagalen Zustand ausreicht, um diesen lebendig werden zu lassen und ihn zu kartieren. Sie brauchen keine langen Zeiten im Zustand ventral-vagaler Regulation zu erleben, um herauszufinden, wie es sich damit verhält. Ein einziger Augenblick enthält alle Informationen, die Sie für Ihr Mapping brauchen. Vielleicht erinnern Sie sich an einen Augenblick, in dem Sie sich wundervoll oder völlig friedlich oder von Freude erfüllt fühlten. Oder Sie erinnern sich an einen Augenblick, in dem Sie sich ganz gut, einigermaßen glücklich und hinlänglich organisiert fühlten, um im Alltag Ihren Weg gehen zu können. Sie brauchen nur einen Mikro-Moment »ventral-vagalen Okay-Seins«, wie ich es nenne. Suchen Sie sich solch einen Augenblick, tauchen Sie in ihn ein, und erwecken Sie den Zustand vollständig zum Leben.

- Schreiben Sie auf, was an diesem Ort ventral-vagaler Regulation geschieht. Was passiert in Ihrem Körper? Was tun Sie? Was fühlen Sie? Was denken und sagen Sie? Wie sieht es mit dem Schlaf und mit Ihrem Verhältnis zu Nahrung aus? Und wie mit Substanzkonsum oder zwanghaftem Verhalten? Ergänzen Sie die Sätze »Ich bin …« und »Die Welt ist …«, und entdecken Sie von diesem Ort der Regulation aus die Geschichte.
- Zwar sind »ventral«, »sympathisch« und »dorsal« wichtige Begriffe, die wir kennen sollten, doch wirken diese Bezeichnungen nicht besonders einladend und entsprechen nicht unbedingt unseren Vorstellungen davon, wie wir unsere Zustände benennen wollen. Nehmen Sie sich nach dem Mapping ein wenig Zeit, um zu jedem der drei Zustände in Verbindung zu treten und anschließend die Kästen auf der rechten Seite der Graphik zu benutzen, um Ihre Zustände so zu benennen, daß Ihr persönliches Erleben darin gespiegelt wird.

Wenn Ihr Mapping des persönlichen Profils fertiggestellt ist, sollten Sie es an einen Ort legen, wo Sie es schnell und leicht zur Hand nehmen können. Überprüfen Sie immer wieder, in welchem Bereich der autonomen Leiter Sie sich momentan befinden. Auf diese Weise werden Sie zu einem erfahrenen Zustandsentdecker, dem es leicht fällt, die Frage »Wo bin ich?« zu beantworten. Achten Sie darauf, wo im Kartierungssystem Sie sich befinden. Benennen Sie den entsprechenden Zustand. Wenden Sie sich dem Erlebnis zu, und lauschen Sie einen Augenblick, um herauszufinden, was Ihr Nervensystem Ihnen mitteilen will. »Meine sympathische Mobilisierung sagt mir …«, »Mein dorsal-vagaler Zustand gibt mir zu verstehen …«, »Mein ventral-vagales System lädt mich ein, …«.

Das Mapping regulierender Ressourcen

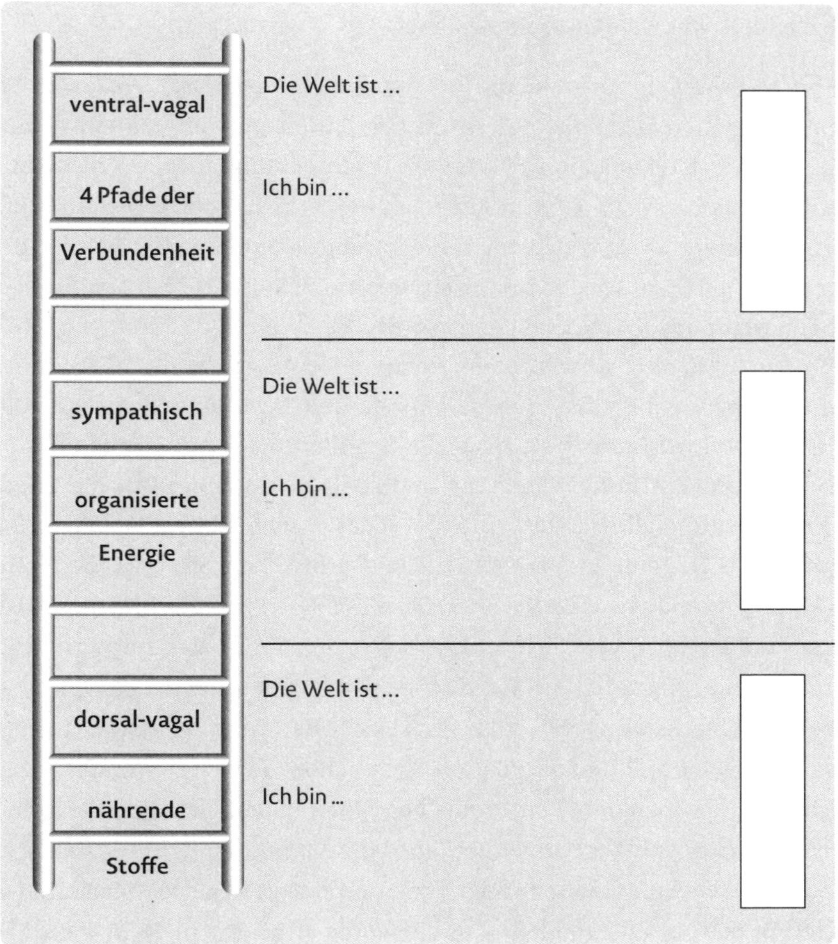

Mapping der regulierten Leiter – Vorlage

Wir wollen nicht nur verstehen, wie unser Nervensystem überlebenssichernde Energie nutzt, sondern auch die regulierende Rolle unserer drei Zustände im Alltag kennenlernen und herausfinden, wie es ist, in einem regulierten System zu leben. Das Mapping der regulierten Leiter ist eine gute Ergänzung zum Mapping des persönlichen Profils. Weil Sie regulierte Zustände kartieren, können Sie in jeder beliebigen Reihenfolge arbeiten. Ich persönlich reise gern aufwärts in der Hierarchie, vom dorsal-vagalen zum sympathischen und weiter zum ventral-vagalen Zustand. Aber lassen Sie Ihr Nervensystem entscheiden, wie Sie es machen wollen.

- Spüren Sie den langsamen und stetigen Puls Ihres dorsal-vagalen Systems. Seine regulierende Rolle besteht in der Zuführung von Nährstoffen und in der Bereitstellung eines Ortes zum Ausruhen und für die Regeneration. Achten Sie darauf, was beim Eintreten in dieses Erleben in Ihrem Körper geschieht und was Sie denken, fühlen und tun. Notieren Sie, was Sie in Ihrem Mapping entdecken. Ergänzen Sie zum Schluß die gleichen Sätze wie beim Mapping des persönlichen Profils: »Die Welt ist …« und »Ich bin …«.
- Bewegen Sie sich aufwärts zum sympathischen System, und spüren Sie die belebende, organisierte Energie regulierter Mobilisierung. Im Alltag ist das sympathische System für die Regulierung der Rhythmen des Herzens und der Atmung zuständig und stellt Ihnen außerdem die Energie zur Verfügung, die Sie im Laufe des Tages brauchen. Treten Sie zur Energie dieses Systems in Verbindung, und erforschen Sie, was Sie erleben. Dokumentieren Sie, was Sie über das Geschehen in Ihrem Körper entdekken und darüber, was Sie an diesem Ort denken, fühlen und tun. Ergänzen Sie zum Abschluß die Sätze »Die Welt ist …« und »Ich bin …«.
- Begeben Sie sich zum obersten Punkt der Hierarchie, an den Ort ventral-vagaler Sicherheit und Regulation. Erforschen Sie weiter, womit Sie beim Mapping des persönlichen Profils begonnen haben. Schauen Sie sich die vier Aspekte von Verbundenheit an – die Verbundenheit mit sich selbst, mit anderen Menschen, mit der Welt und mit der Geistessphäre. Sie alle sind in diesem Zustand aktiv und lebendig. Was geschieht in Ihrem Körper? Was denken, fühlen und tun Sie? Ergänzen Sie zum Abschluß die Sätze »Die Welt ist …« und »Ich bin …«.

Nehmen Sie sich nun ein wenig Zeit, um sich Ihr abgeschlossenes Mapping noch einmal anzuschauen. Was haben Sie entdeckt? Welche Details sind Ihnen wichtig? Was schätzen Sie an den Bemühungen Ihrer drei Zustände, Ihr Wohlbefinden zu sichern?

Künstlerisches Mapping

Beim Entwickeln künstlerischer autonomer Mappings aktivieren wir die rechte Hemisphäre und ihre Liebe zur Bildlichkeit. Weil sie weniger stark durch Vorhersagen beeinflußt wird, verhilft das Resultat des Mappings zu erstaunlichen neuen Erkenntnissen. Sie brauchen kein Künstler zu sein, um ein künstlerisches Mapping zustande zu bringen. Sie brauchen nur entsprechende Materialien und müssen zum Experimentieren bereit sein. Es gibt viele Möglichkeiten künstlerischer Mappings: Collagen aus alten Zeitschriften, Zeichnungen mit Markern oder Kreide, Gemälde und sogar das Arrangieren von Naturobjekten. Künstlerische Mappings können sehr unterschiedliche Größen haben und aus den verschiedensten Materialien hergestellt werden. Die einzige Grenze dabei ist Ihre Vorstellungskraft. Beispielsweise können Sie beschließen, je ein Mapping für die drei Zustände zu produzieren oder eines, das alle drei Zustände repräsentiert. Wenn Sie die drei Zustände in separaten Mappings repräsentieren, fördern Sie eine enge Verbindung zu diesem autonomen Erlebnis, wohingegen das Veranschaulichen der hierarchischen Ordnung zwischen den drei Zuständen die Beziehung zwischen ihnen hervorhebt. Sie können künstlerische Mappings von überlebenssichernden und regulierten Zuständen entwickeln. Sammeln Sie entsprechende Materialien, entscheiden Sie sich für eine bestimmte Art des Mappings, und lassen Sie sich von Ihrem Nervensystem leiten.

Wenn Ihr Mapping fertiggestellt ist, sollten Sie sich Zeit nehmen, um über das, was Sie geschaffen haben, zu reflektieren. Das Entwickeln eines künstlerischen Mappings ist ein persönlicher Prozeß. Unsere Kartierungen haben jeweils ihre eigenen Formen und Erzählungen. Stellen Sie fest, was von dem, was Ihr Mapping zeigt, etwas bestätigt, das Sie schon wußten, und welche Informationen davon neu sind. Versehen Sie Ihr Kunstwerk mit einem Titel, der die Essenz Ihrer autonomen Erzählung erfaßt.

Sich über Mappings austauschen

Da wir ein angeborenes biologisches Bedürfnis haben, zu anderen Menschen in Verbindung zu treten, gibt autonomes Mapping Ihnen die Möglichkeit, Menschen in Ihrer Umgebung zum Entwickeln eigener Mappings einzuladen. Sich über Mappings auszutauschen ist eine spezielle Möglichkeit, einander kennenzulernen. Auch wenn Sie ohnehin Details über das Leben eines anderen Menschen wissen, können Sie mit Hilfe eines autonomen Mappings auf neue Art zu ihm in Kontakt treten und so etwas über die autonomen Zustände und Verhaltensmuster der anderen lernen.

Return, Review, Reflect, Revise

Unsere autonomen Mappings spiegeln das Verständnis unseres Systems zum Zeitpunkt der Entstehung des Mappings. Diese Dokumente können modifiziert werden, wenn wir unsere Zustände und Muster noch besser kennengelernt haben. Künstlerische Mappings stellen unsere Beziehung zu unserem Nervensystem in einem bestimmten Augenblick dar. Falls Ihnen künstlerische Aktivitäten liegen, können Sie zu dieser Form des Mappings zurückkommen, wenn ein Erlebnis Sie neugierig gemacht hat. Schaffen Sie eine Folge von Mappings, und vertiefen Sie so stetig Ihr Verständnis der Funktionsweise Ihres Systems. Wir können unsere Leiter-Mappings jederzeit ergänzen und überarbeiten, wenn wir mehr über unsere Zustände herausgefunden und neue Informationen entdeckt haben.

In jedem Fall ist es nützlich, auf unsere Mappings zurückzukommen *(return)* und uns nach einer Weile erneut zu vergegenwärtigen *(review)*, was sie beinhalten. Reflektieren *(reflect)* Sie darüber, was Sie zum Zeitpunkt der Erstellung des Mappings wußten, sowie darüber, was Sie seither neu dazugelernt haben. Revidieren *(revise)* Sie Ihre Mappings, indem Sie Dinge hinzufügen, die Ihnen als wichtig erscheinen.

Was dazwischen liegt: Kontinuen kreieren

Wir denken zwar oft im Sinne bestimmter Kategorien und erhalten durch diese Art des Sich-Einlassens auf die Welt nützliche Informationen, aber kategoriales Denken kann auch einschränken. Wenn wir uns angewöhnen, Dinge im Sinne eines Kontinuums zu betrachten, sehen wir zwei Endpunkte und das, was dazwischen liegt. Durch diese breiter gefaßte Art, über unser Erleben nachzudenken, entkommen wir dem Alles-oder-nichts-Denken mit seinen Einschränkungen und betreten die umfassendere Welt des »Sowohl als auch«. Betrachten wir einen Augenblick im Sinne einer umfassenderen Sichtweise, werden unsere Erzählungen über uns selbst und die Welt auf eine neue Art geformt.

Die grundlegenden Schritte für die Entwicklung eines Kontinuums können wir auf jedes Erlebnis, das wir erforschen wollen, anwenden.

- Zeichnen Sie eine Linie, und markieren Sie die beiden Endpunkte. Wahrscheinlich entscheiden Sie sich für eine horizontale oder vertikale Linie, obwohl ein Kontinuum auch Krümmungen und Ecken aufweisen kann. Lassen Sie Ihr Nervensystem über Form und Stil Ihres Kontinuums entscheiden.
- Wenn es innerhalb eines Kontinuums einen Augenblick gibt, in dem ein Wechsel von einem Zustand in einen anderen stattfindet, ist es wichtig, den Punkt, an dem der Wechsel stattfindet, zu markieren.
- Benennen Sie die beiden Enden (und den Wendepunkt, falls Sie einen markiert haben). Nehmen Sie sich dafür so viel Zeit, wie Sie brauchen. Häufig sind Wörter, die wir nennen, nicht die ersten Ideen, die uns in den Sinn gekommen sind.
- Nachdem Sie die Linie gezogen und die Enden benannt haben, können Sie mit der Erforschung des Raums dazwischen beginnen. Bewegen Sie sich in kleinen Schritten im Bereich des Kontinuums; halten Sie inne, um verschiedene Orte zu benennen; spüren Sie das autonome Erlebnis; und lauschen Sie der Erzählung.

Die vielen Geschmäcke des ventral-vagalen Modus

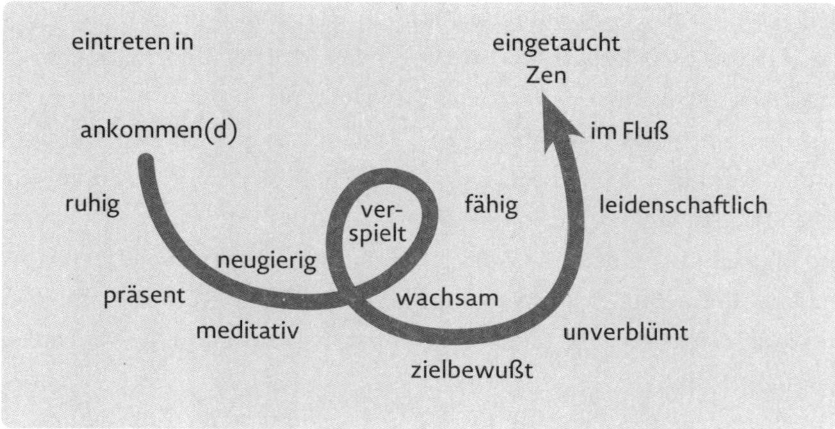

Das ventral-vagale Kontinuum

Der ventral-vagale Zustand ist mehr als das Gefühl, glücklich oder ruhig zu sein. Er beinhaltet auch Leidenschaftlichkeit, Verspieltheit, Wachheit, Zielbewußtheit, Neugier, Freude, Gelassenheit, eine meditative Stimmung oder ein Gefühl der Glückseligkeit. Wir können für etwas, woran wir glauben, eintreten und um das, was wir brauchen, bitten. Kennzeichnend für einen ventral-vagalen Zustand ist eine Neurozeption von Sicherheit. Lernen wir den ventral-vagalen Zustand eingehender kennen, stellen wir fest, daß wir uns auf vielfältige Weisen damit befassen können, wie wir Sicherheit und Verbundenheit erleben. Wenn wir ein Kontinuum unseres ventral-vagalen Zustandes kreieren, sehen wir, wie wir uns von unserem ersten kleinen Schritt in den Zustand der Regulation hinein weiterbewegen, um uns von der Energie der Sicherheit und Verbundenheit erfüllen zu lassen.

- Folgen Sie den oben erläuterten Schritten, indem Sie Ihre Linie zeichnen, das Ende, an dem Sie in die Energie der ventralen Regulation eintreten, kennzeichnen, sich zum anderen Ende begeben und Ihr Eintauchen in diesen Zustand erleben.

- Erforschen Sie danach den Zwischenraum. Sie können Worte, aber auch verschiedene Farbschattierungen, Bilder und sogar Bewegungen benutzen, um die Veränderung zu markieren. Achten Sie darauf, daß der ventral-vagale Zustand für Sie auf unterschiedliche Arten zum Leben erwachen kann.

Vom Schutz zur Verbundenheit

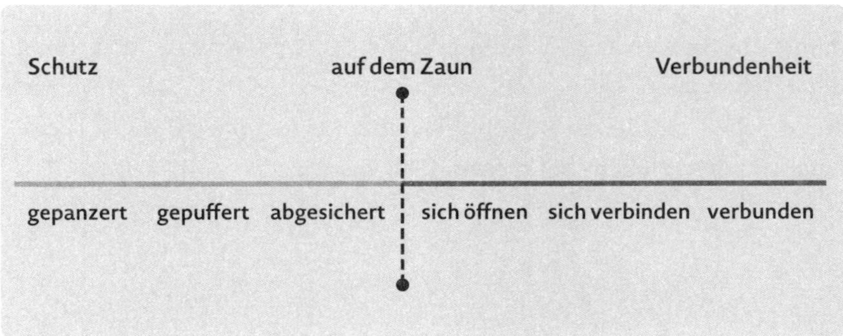

Vom Schutz zur Verbundenheit

Wir bewegen uns zwischen Schutz und Verbundenheit – und befinden uns zu jeder Zeit irgendwo im Bereich dieses Kontinuums. Manchmal sind wir an einem bestimmten Ort fest verwurzelt, und manchmal werden wir von einem Ende zum anderen gezogen. Das Kontinuum zwischen Schutz und Verbundenheit fokussiert das Gewahrsein auf das Gefühl, in Sicherheit und verbunden oder unverbunden und in Gefahr zu sein. Es hilft uns, die subtilen autonomen Veränderungen zu erkennen, die durch das Wechseln zwischen den beiden genannten Erlebensweisen stattfinden. An einigen Punkten findet ein differenziertes Erleben von Veränderung statt, wohingegen wir an anderen Punkten einen größeren Schritt von einem Zustand in einen anderen vollziehen.

- Zeichnen Sie eine Linie (wobei Sie sich von Ihrem Nervensystem die Form vorgeben lassen). Benennen Sie das »Schutz«-Ende und das »Verbundenheit«-Ende. Stellen Sie fest, an welchem Punkt Sie den Wechsel aus der Sphäre des Schutzes in die der Verbundenheit spüren, und benennen Sie diesen Punkt.
- Bewegen Sie sich auf der Linie von Ende zu Ende, und markieren Sie die Veränderungen, die auf dem Weg eintreten.
- Nachdem Sie Ihr persönliches Kontinuum geschaffen haben, können Sie innehalten und feststellen, wo Sie sich in diesem Augenblick befinden. Sie können den Punkt des Wechsels nutzen, um zunächst festzustellen, ob Sie sich im Bereich des Schutzes befinden oder ob Sie dem Zustand der Verbundenheit näher sind. Stellen Sie anschließend genauer fest, wo auf dem Kontinuum möglicher Reaktionen Sie sich befinden. Experimentieren Sie damit, im Bereich des Kontinuums wie es ist, einen Schritt in Richtung des Erlebens von Verbundenheit zu tun. Bewegen Sie sich anschließend einen Schritt zurück in Richtung Schutz. Lernen Sie auf diese Weise die Nuancen des Erlebens auf diesem Pfad kennen.

Von allein bis gesellig

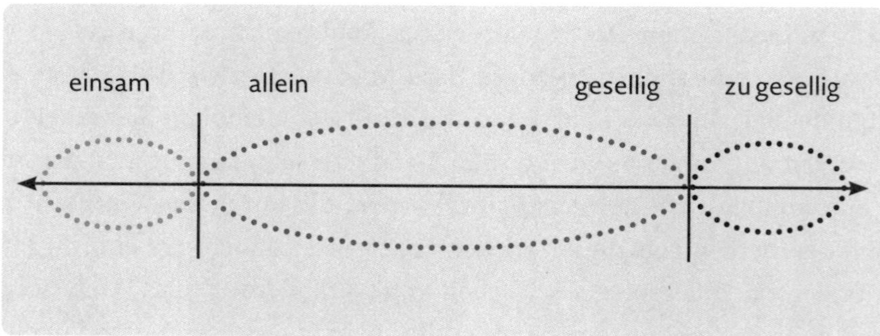

Wir sind soziale Wesen, brauchen aber auch Zeiten des Alleinseins. Sind wir im ventral-vagalen Zustand verankert, vertiefen beide Zustände (Einsamkeit und Geselligkeit) unsere Fähigkeit, uns in Sicherheit zu verwurzeln. An einem Ende des Erlebensbereichs, am Rande des Alleinseins, liegt die Einsamkeit; am anderen Ende, unmittelbar jenseits von sicher und sozial, befindet sich das Überwältigtsein, das aus einer zu stark von Sozialkontakten bestimmten Welt hervorgeht. Dieses Kontinuum hilft uns herauszufinden, was uns nährt, wenn wir allein oder wir mit anderen zusammen sind, und den Augenblick zu erkennen, in dem wir vom Gefühl, von diesen Erlebnissen erfüllt zu sein, zu dem Gefühl der Erschöpfung wechseln.

- Zeichnen Sie eine Linie (wobei Sie sich von Ihrem Nervensystem die Form vorgeben lassen). Benennen Sie das »gesellig«- und das »allein«-Ende.
- Markieren Sie den Punkt des Wechsels von »allein« zu »einsam«, und benennen Sie ihn.
- Markieren Sie den Punkt, wo Sie von »gesellig« nach »zu gesellig« wechseln, und benennen Sie ihn.
- Bewegen Sie sich zwischen »allein« und »gesellig«, und halten Sie inne, um dazwischen liegende Positionen zu markieren. Lernen Sie diesen Teil des Kontinuums kennen. Welche Eigenschaften kennzeichnen das Gefühl der Sicherheit im Zustand des Alleinseins und im Zustand sozialer Verbundenheit?
- Wechseln Sie von »allein« nach »einsam«, und stellen Sie fest, woran Sie den Wechsel erkennen. Was geschieht dabei in Ihrem Körper und Gehirn?
- Wechseln Sie von »gesellig« nach »zu gesellig«, und achten Sie darauf, woran Sie den Wechsel erkennen. Was geschieht dabei in Ihrem Körper und Gehirn?
- Wo befinden Sie sich in diesem Augenblick? Sind Sie dort, wo Sie sind, zufrieden? Experimentieren Sie mit kleinen Schritten im Bereich des Kontinuums, und stellen Sie fest, was dabei passiert.

Auf vertrauten Wegen

Wir bewegen uns auf den sympathischen Pfaden der Wut und Angst, während unser Nervensystem für unsere Sicherheit zu sorgen versucht und wir uns bemühen, mit den Problemen des Alltagslebens fertig zu werden. Wenn wir erkennen können, daß wir uns der überlebenssichernden Kampf-oder-Flucht-Energie nähern, können wir unsere Zielrichtung besser verändern.

- Machen Sie sich damit vertraut, wie Ihre Kampf-und-Flucht-Reaktionen aktiviert werden. Registrieren Sie die Augenblicke, in denen Sie das Stärkerwerden von Frustration und Wut spüren. Finden Sie heraus, was Sie dazu bringt, kämpfen zu wollen. Spüren Sie die Signale Ihres Körpers. Erkennen Sie die Signale Ihres Geistes (Ihre Gefühle und Gedanken). Stellen Sie fest, wie Sie aktiv werden wollen.
- Achten Sie auf Momente, in denen Sie spüren, daß Angst und Besorgnis stärker werden. Stellen Sie fest, weshalb Sie weglaufen wollen. Spüren Sie die Signale Ihres Körpers. Registrieren Sie die Signale Ihres Geistes (Ihre Gefühle und Gedanken). Finden Sie heraus, wie Sie handeln wollen (in Hinsicht auf den körperlichen Ausdruck und das emotionale Entkommen).

Wenn wir uns in den dorsal-vagalen Zustand begeben, fühlen wir uns körperlich und emotional erschöpft. Wir spüren die Unverbundenheit des dorsal-vagalen Zustandes in unserem Körper, unseren Gedanken, Gefühlen und Verhaltensweisen. Wenn wir mit dem dorsal-vagalen Pfad vertraut sind, wirkt er auf uns weniger mysteriös und beängstigend. Um herauszufinden, wie Ihre überlebenssichernde dorsal-vagale Reaktion aktiviert wird, können Sie sich einen Augenblick vergegenwärtigen, in dem Sie das Gefühl hatten, aus dem Zustand der Verbundenheit in einen Kollaps zu wechseln.

- Achten Sie darauf, wie Ihr Körper Ihnen das Schwinden Ihrer Energie signalisiert.
- Lauschen Sie den auftauchenden Gedanken. Was denken Sie über sich selbst, die Welt und die in ihr lebenden Menschen?
- Stellen Sie fest, welche Gefühle auftauchen und wie Sie handeln wollen.

Wir erleben Momente oder auch Mikro-Momente, in denen wir uns im ventral-vagalen Zustand befinden, und indem wir uns dieser Momente bewußt werden, können wir sie in ventral-vagale Anker verwandeln. Dabei handelt es sich um verläßliche Erlebnisse, die wir nutzen können, um wieder in den Zustand der Regulation zu gelangen und dort eine Weile zu bleiben. Ventral-vagale Anker sind in den Kategorien »wer«, »was«, »wo« und »wann« zu finden, und sie können uns helfen, indem sie uns entweder wieder mit dem Anker verbinden oder indem sie die Erinnerung an den Anker aktivieren.

- *Wer*: Wer vermittelt Ihnen in Ihrem Leben das Gefühl, in Sicherheit und willkommen zu sein? Auch ein Haustier kann diese Funktion erfüllen.
- *Was*: Welche kleinen Aktivitäten empfinden Sie als nährend und regulierend und als Einladungen, in Verbindung zu treten? Verfolgen Sie diese kleinen Vorgänge, die sich leicht in den Tagesverlauf integrieren lassen.
- *Wo*: Wo befinden sich die Orte, an denen Sie sich im Alltag bewegen, die Ihren ventral-vagalen Zustand zum Leben erwecken? Es ist wichtig, die speziell für Sie wichtigen Orte zu finden, und wenn Sie Ihrem Autonomen Nervensystem zuhören, wird es Sie bei dieser Suche geleiten.
- *Wann*: In welchen Situationen fühlen Sie sich verläßlich reguliert?

Stellen Sie eine Liste Ihrer Anker zusammen, und ergänzen Sie diese, wenn Sie neue entdecken.

Das Zuhause fern von zu Hause

Wir alle können zwar in sympathische und dorsal-vagale überlebenssichernde Zustände geraten, aber wir entwickeln im Laufe der Zeit ein autonomes Profil und neigen stärker zu einer bestimmten überlebenssichernden Strategie als zu anderen. Dies ist unser Zuhause fern von zu Hause – der Ort, an den sich unser Nervensystem zurückzieht, wenn wir die Welt als überwältigend empfinden.

- Stellen Sie fest, was geschieht, wenn Sie die Sicherheit des ventral-vagalen Zustandes verlassen. Stehen Sie solch eine Herausforderung unter dem Schutz der starken überlebenssichernden Energie des sympathischen Zustandes durch? Oder suchen Sie Ihr Heil in Kampf und Flucht und verschwinden im Zustand dorsal-vagaler Unverbundenheit?
- Machen Sie sich damit vertraut, wie sich Ihr Zuhause fern von zu Hause im Dienste Ihrer Sicherheit verhält. Wie hilft es Ihnen? Denken Sie darüber nach, was passieren könnte, wenn Sie nicht dem Schutz dieses Zustandes unterlägen.
- Stellen Sie sich vor, Ihr Zuhause fern von zu Hause wäre ein realer Ort. Es könnte sich dabei um eine Behausung oder einen Ort handeln. Lassen Sie diesen Zufluchtsort in Ihrer Vorstellung zum Leben erwachen. Versetzen Sie sich an diesen Ort, und nehmen Sie in sich auf, was Sie dort sehen und hören. Treten Sie in Ihr Vorstellungsbild ein, und lernen Sie den Ort, der Sie schützt, kennen.
- Übermitteln Sie dem überlebenssichernden Zustand, der Sie schützt, wenn Sie Schutz benötigen, eine Dankesbotschaft.

Nach Hause in die Sicherheit kommen

Wir alle haben ein Zuhause im ventral-vagalen Zustand. In jedem Nervensystem gibt es eine ventral-vagale Bahn. Unserer Physiologie ist dieser angeborene Zugang zu Sicherheit und Verbundenheit eigen. Halten Sie einen Moment inne, und vergegenwärtigen Sie sich dies. So problematisch unser Leben auch sein mag, in den Zustand der Sicherheit können wir immer zurückkehren.

- Was beinhaltet das Gefühl, zu Hause zu sein? Nehmen Sie sich ein wenig Zeit, um festzustellen, wie Ihr Nervensystem Ihnen übermittelt, daß Sie zu Hause sind. Wie signalisiert Ihr Körper Ihnen, daß Sie in Sicherheit sind?
- Was beinhaltet das Bild des Zuhauses? Stellen Sie sich eine ventral-vagale Landschaft vor, die Ihnen ein Gefühl von Sicherheit vermittelt und Sie einlädt. Treten Sie in diese Landschaft ein, und erforschen Sie Ihr Zuhause im Land der ventral-vagalen Sicherheit, Regulation und Verbundenheit. Was sehen Sie? Gibt es dort Elemente der Natur? Gibt es ein Haus? Tiere? Menschen? Welche Farben und Energien nehmen Sie dort wahr? Was riechen und hören Sie? Erkennen Sie einen Weg, auf dem Sie gehen, oder einen Ort, an dem Sie ausruhen können? Nehmen Sie sich Zeit, um dies zu erforschen. Spüren Sie, wie es ist, diesen Ort zu bewohnen.
- Was beinhaltet die Geschichte Ihres Zuhauses? Hören Sie sich diese Erzählung an. Welche Worte sind mit dem verkörperten Gefühl des Zuhauses und dem von Ihnen erzeugten Bild des Zuhauses verbunden?

Stimmen Sie sich in das Erleben Ihres Zuhauses ein, wenn Sie sich verirrt haben. Vertrauen Sie auf Ihre Biologie; sie kennt den Weg und hilft Ihnen, nach Hause zurückzufinden.

TEIL II
Zuhören

Sicher genug zum Zuhören

Den meisten von uns ist nicht klar, daß wir permanent an einem autonomen Gespräch teilnehmen. Unser Nervensystem kommuniziert ständig mit uns. Obgleich wir von Intuition reden und hin und wieder aufgrund eines Bauchgefühls handeln, entgehen uns in der Regel die Informationen, die uns in jedem Augenblick unter der Schwelle unseres Gewahrseins erreichen. Wenn es uns nicht gelingt, uns auf die Botschaften einzustimmen, die unser Nervensystem uns übermittelt, kommen wir nicht in den Genuß der Weisheit der menschlichen Biologie. Wenn wir keine Verbindung zu diesem Informationspfad herstellen und nicht entdecken können, daß es dort immer etwas gibt, das zu hören sich für uns lohnt, kann es passieren, daß wir uns überwältigt fühlen. Indem wir uns im Zuhören üben, gelingt es uns besser, uns auf der Grundlage einer Verankerung in Sicherheit den Vorgängen im Inneren unseres Nervensystems zuzuwenden.

Wenn wir es uns angewöhnen, uns auf die stillen Gespräche einzustimmen und herauszufinden, was unser Nervensystem uns mitteilen will, können wir auf der Grundlage dieser autonomen Information in unserem Alltagsleben Entscheidungen treffen. Wir sind geübt darin, uns unsere psychische Erzählung anzuhören; weniger selbstverständlich ist uns das Anhören unserer verkörperten Erzählung. Unser Gehirn sagt: »Das sollte ich« oder »natürlich«, um etwas schnell zu entscheiden; unser Nervensystem hingegen sagt: »vielleicht« und »was wäre wenn«, um uns dazu zu bringen, einen Augenblick lang nachzudenken. Unser Nervensystem ist grundsätzlich im Dienste unserer Sicherheit aktiv. Wenn wir das Tempo nicht verlangsamen und uns ein wenig Zeit zum Zuhören nehmen, sucht das Nervensystem nach einer Möglichkeit, sich so lange immer lauter zu äußern, bis es unsere Aufmerksamkeit geweckt hat. Drückt das Nervensystem den Alarmknopf, empfinden wir eine stärkere körperliche und emotionale Belastung. Wir fühlen uns erschöpft und leiden unter Schmerzen, sind aber trotzdem weiter nicht in der Lage zuzuhören. Wir wenden uns von den Botschaften ab, verlieren die Verbindung zu unserem verkörperten Zustand und separieren uns von den übermittelten Informationen, weil es uns irgendwo tief innen als zu gefährlich erscheint, sie anzuhören. Wir sind in einer Erzählung gefangen, die unser Gehirn nur auf eine ganz bestimmte Weise erzählen kann, obwohl unser Nervensystem weiß, daß sie nicht zutrifft. Wenn Gehirn und Körper nicht auf der gleichen Wellenlänge sind, tut unser Körper alles in seiner Macht Stehende, um uns aus der unhaltbaren Situation zu befreien. Was unser Nervensystem weiß und was es tut, um unser Überleben zu sichern, ist erstaunlich … und unbestreitbar.

Eine andere Art von Zuhören

Hören ist ein physiologischer Prozeß. Zuzuhören ist eine Entscheidung. Wir können zuhören, wenn wir in der Energie ventral-vagaler Sicherheit und Regulation verwurzelt sind. Mein Freund Gary Whited, ein Dichter, drückt es wunderschön aus: »Wir hören mit unseren Ohren, ja, aber wir hören auch mit unseren Augen, unserem Geist, unserem Herzen, unserer Berührung, und ausgehend von all unseren Empfindungen und Wahrnehmungen hören wir mit unserem Autonomen Nervensystem.«

Neurozeption ist das Zuhören unseres Nervensystems. Dieser von Stephen Porges, dem Begründer der Polyvagal-Theorie, geprägte Begriff beschreibt, wie das Nervensystem nach Signalen für Sicherheit und Anzeichen für Gefahr Ausschau hält, um uns zu helfen, uns zu orientieren und gegebenenfalls aktiv zu werden. Dieses innere Überwachungssystem verarbeitet im Hintergrund ständig einen Strom von Informationen und nimmt Anpassungen am autonomen System vor, die uns in Richtung Verbundenheit oder in Richtung Schutz bewegen. Die Neurozeption hört in drei Bereichen – innen (wo sie feststellt, was in unserem Körper geschieht), außen (zunächst wo wir uns physisch befinden und später mittels Einbeziehung der Außenwelt, wodurch Nachbarschaften, Nationen und die globale Gemeinschaft einbezogen werden) und dazwischen (sowohl im Kontakt mit einem anderen Menschen als auch innerhalb von Gruppen). Normalerweise sichert die Neurozeption unser Überleben und beeinflußt unseren Tagesverlauf, ohne daß wir es bewußt wahrnehmen. Gelingt es uns, die Neurozeption der Wahrnehmung zugänglich zu machen, können wir uns in den drei Bereichen frei bewegen und dieses normalerweise unbewußte Erleben bewußt machen.

Die Neurozeption bemerken

Gewöhnen Sie sich daran, auf die drei Bereiche der Neurozeption zu achten.

- Zunächst müssen wir entscheiden, wie wir *Sicherheit* und *Gefahr* bezeichnen wollen. Diese beiden Wörter sagen nicht jedem zu. Deshalb möchte ich Sie bitten, statt ihrer zwei Wörter auszuwählen, die Ihnen lieber sind (z. B. verbunden/unverbunden, willkommen heißen/warnen oder sich nähern/meiden).
- Nachdem Sie zwei Wörter, die Ihnen gefallen, gefunden haben, teilen Sie ein Blatt Papier in zwei Bereiche auf, die Sie mit je einem der gewählten Wörter bezeichnen. Signale zu verfolgen ist nützlich, weil wir oft mit der Zeit Muster erkennen. Da wir Gefahrensignale oft leichter erkennen, sollten Sie bei dieser Übung bewußt sowohl auf Signale für Gefahr als auch auf Signale für Sicherheit achten.
- Suchen Sie zunächst für beide Seiten jeweils ein Signal, und halten Sie anschließend nach weiteren Signalen Ausschau. Erkennen Sie in diesem Augenblick ein Signal für Sicherheit und ein Signal für Gefahr in Ihrem Körper? In der Umgebung? Zwischen Ihnen und einer anderen Person?

- Halten Sie im Tagesverlauf regelmäßig inne, und führen Sie diese Übung aus. Stellen Sie mehrere Listen zusammen, und schauen Sie sich diese anschließend noch einmal an, um festzustellen, ob darin eventuell Muster zu erkennen sind.

Wenn Sie eine Weile an dieser Übung gearbeitet haben, werden Sie erkennen, zu welchem der drei Gewahrseinsbereiche Sie am leichtesten in Kontakt treten können und bei welchem Ihnen dies am schwersten fällt. Wenn Ihnen dies klar geworden ist, können Sie sich auf den Pfad stützen, der Ihnen am besten zugänglich ist, und die Aufmerksamkeit den weniger leicht Zugänglichen zuwenden. Aus dem inneren, äußeren und Zwischen-Bereich erreicht Sie ständig ein Strom von Informationen. Wenn wir uns auf die Neurozeption einstimmen, hören wir auf neuartige Weise zu und entdecken die autonomen Ursprünge unserer Erzählungen.

Unterscheidungsvermögen

Wenn in der Gegenwart Gefahrensignale aus der Vergangenheit auftauchen, können wir blitzschnell dem Wirkungsbereich überlebenssichernder Energie anheimfallen und ein altbekanntes Schutzmuster aktivieren. Dies mag einst als überlebenssichernde Reaktion notwendig gewesen sein, es ist aber gegenwärtig nicht mehr zwingend erforderlich. Sobald wir gelernt haben, das Wirken der Neurozeption bewußt wahrzunehmen, können wir mit Hilfe des Unterscheidungsvermögens den Kontext einbeziehen. Eine entsprechende Übung richtet das Gewahrsein auf den gegenwärtigen Augenblick aus und unterstützt das Bemühen um eine bewußte Entscheidung, statt das Beschreiten eines altbekannten Pfades zu bevorzugen. Aufgrund der Neurozeption nehmen wir ständig Informationen auf, und Signale, die uns aufgrund einer in der Vergangenheit empfundenen Gefahr bekannt vorkommen, versetzen uns blitzschnell in den sympathischen oder dorsal-vagalen überlebenssichernden Zustand. Taucht ein Signal, das uns aus der Vergangenheit bekannt ist, in der Gegenwart auf, sind wir nicht mehr in der Lage, über unser Erleben zu reflektieren, weil wir auf einen alten überlebenssichernden Pfad gewechselt sind. Unser Unterscheidungsvermögen hilft uns zu erkennen, daß wir uns in der Gegenwart befinden, nicht in der Vergangenheit, in einer Umgebung mit bestimmten Eigenschaften. In Gesellschaft anderer Menschen unterstützt das Unterscheidungsvermögen unsere Fähigkeit, andere und ihre im Augenblick präsenten Qualitäten zu sehen. Ist in unserem System genug ventral-vagale Energie lebendig, sind wir engagierte und neugierige Beobachter dessen, was wir erleben.

- Diese Übung auszuführen ist schwierig, wenn man sich schon auf einem überlebenssichernden Pfad befindet. Blicken Sie zunächst auf einen Augenblick zurück, der Sie in einen überlebenssichernden Zustand versetzte, und stellen Sie sich die Frage: *War ich in jenem Augenblick, in Gegenwart dieses oder dieser Menschen, an diesem Ort, umgeben von diesen Dingen, in Gefahr oder in Sicherheit? War eine so intensive Reaktion erforderlich?*
- Nachdem Sie durch Reflexion ein gewisses Unterscheidungsvermögen entwickelt haben, können Sie versuchen, es auf Ihr Erleben im gegenwärtigen Augenblick anzuwenden. Wenn Sie mit einer Intensität reagieren, die Ihnen als in der aktuellen Situation übertrieben erscheint, können Sie sich fragen: *Bin ich in diesem Augenblick, in Gegenwart dieses oder dieser Menschen, an diesem Ort, umgeben von diesen Dingen, in Gefahr oder in Sicherheit? Ist eine so intensive Reaktion erforderlich?*
- Manchmal lautet die Antwort auf diese Frage: »Ja, tatsächlich besteht eine Gefahr, und eine Reaktion dieser Stärke ist notwendig.« In solchen Fällen können wir uns darüber freuen, wie unser Nervensystem für unsere Sicherheit sorgt. Manchmal lautet die Antwort aber auch »nein«. Dann ist der gegenwärtige Augenblick tatsächlich sicherer, als unser Nervensystem es spürt, und wir können auf der Grundlage dieser Wahrnehmung eine andere Entscheidung treffen.

Autonome Einladungen und Warnungen erkennen

Wir kommunizieren von Nervensystem zu Nervensystem, daß es gefahrlos möglich ist, sich anzunähern und zueinander in Beziehung zu treten, oder daß es besser ist, sich fernzuhalten. Das System für soziale Verbundenheit orchestriert dieses autonome Erlebnis. Es ist im Laufe unserer Evolution entstanden, als vom Hirnstamm ausgehend eine ventral-vagale Bahn zum Herzen und vier zum Gesicht und Kopf verlaufende Nervenbahnen entstanden.

Stellen Sie sich das System für soziale Verbundenheit als Ihren autonomen Sicherheitsschaltkreis vor. Es sendet und empfängt ständig Informationen. Jedes Element des Systems für soziale Verbundenheit übermittelt Signale, die entweder zur Herstellung einer Verbindung ermutigen oder davon abraten und die gleichzeitig Kontakt zum System für soziale Verbundenheit anderer Menschen herstellen, wobei sie nach Anzeichen für eine Warnung oder eine Einladung suchen.

Das System für soziale Verbundenheit empfängt und übermittelt permanent Signale. Dabei spielen die Augenringmuskeln eine wichtige Rolle, indem Sie das Augenlid öffnen und schließen und so die Augenfältchen erzeugen, die Emotionen erkennen lassen. Dort sucht das Nervensystem nach Anzeichen für Wärme und eine Einladung zur Kontaktaufnahme. Unsere Ohren stimmen sich auf Gespräche ein, lauschen, um freundliche Laute zu erkennen, während unsere Stimme die den Worten zugrunde liegende Bedeutung übermittelt. Die Prosodie (der Klang unserer Stimme) ist ein wichtiges nonverbales Signal, das einem anderen Nervensystem eine Einladung oder Warnung übermittelt. Der Gesichtsausdruck übermittelt Informationen über die soziale Situation. Eine starre Mimik wird als Gefahrensignal gedeutet, ein mobiler Gesichtsausdruck als lebendig empfunden. Drehen und Kippen des Kopfes schließlich signalisieren Aufnahmebereitschaft und Interesse.

Je nachdem, was wir in der Vergangenheit erlebt haben, kann es passieren, daß wir die übermittelten Informationen nicht bemerken oder mißverstehen.

Die im folgenden beschriebene Übung hilft uns, die Signale, die von Nervensystem zu Nervensystem übermittelt werden, aufzunehmen. Wir fangen an, das Gespräch zwischen zwei Nervensystemen zu verstehen, wenn wir uns dessen bewußt sind, welche Signale wir aussenden, und wenn wir die Signale, die wir selbst empfangen, richtig zu deuten vermögen. Wenn uns diese Art des Zuhörens vertrauter geworden ist, können wir uns in Beziehungen besser bewegen.

- Stellen Sie fest, welche von einem anderen Menschen ausgehenden Signale Sie als willkommenheißend empfinden. Achten Sie darauf, was an den Augen, der Stimme, dem Gesicht und der Gestik der anderen Person Sie zur Kontaktaufnahme einlädt.
  - Die Augen signalisieren Sicherheit, wenn ...
  - Die Stimme klingt einladend, wenn ...
  - Das Gesicht signalisiert den Zustand der Regulation, wenn ...
  - Die Gestik wirkt einladend, wenn ...
- Verfahren Sie nun mit Signalen, die eine Warnung übermitteln, genauso.
- Machen Sie sich damit vertraut, wie Ihre eigenen Augen, Ihre Stimme, Ihr Gesicht und Ihre Gestik andere zur Aufnahme von Kontakt zu Ihnen einlädt. Üben Sie sich im Übermitteln einladender Signale.
  - Meine Augen signalisieren Sicherheit, wenn ...
  - Meine Stimme klingt einladend, wenn ...
  - Mein Gesicht signalisiert einen Zustand der Regulation, wenn ...
  - Meine Gestik wirkt einladend, wenn ...
- Erforschen Sie auch, wie Ihre Augen, Ihre Stimme, Ihr Gesicht und Ihre Gestik eine Warnung übermittelt.

Senden und Empfangen

Es ist interessant festzustellen, ob die von uns übermittelten Signale so empfangen werden, wie wir sie gemeint haben. Bitten Sie jemanden, ein wenig mit Ihnen zu experimentieren. Versuchen Sie, diesem Menschen von subtil bis stark variierende Signale zu übermitteln. Tauschen Sie nach einer Weile die Rollen, und stellen Sie fest, ob Sie die Signale, die jemand anderes Ihnen übermittelt, richtig verstehen.

Verändern der Sicherheit/Gefahr-Gleichung

Wir können uns unser Erleben von Augenblick zu Augenblick im Sinne einer Gleichung vorstellen, auf deren einer Seite die Signale für Sicherheit liegen, während sich auf der anderen Seite Gefahrensignale befinden. Überwiegen die Signale für Sicherheit die Signale für Gefahr, sind wir in Sicherheit verankert und zur Kontaktaufnahme bereit und in der Lage. Manchmal ist dies ein Resultat der Anzahl der Signale; in anderen Fällen ist ein bestimmtes Signal intensiver als mehrere andere. Weil das Nervensystem ununterbrochen Signale aufnimmt, verändert sich die Sicherheit/Gefahr-Gleichung ständig. Wenn sich die Zahl der Signale oder deren Stärke verändert, wirkt sich das auf die Gleichung aus, und unser Nervensystem reagiert. Das Autonome Nervensystem beurteilt Augenblick für Augenblick, ob genug Signale für Sicherheit vorhanden sind, um uns zu ermöglichen, in Kontakt zu treten, oder ob die Gefahrensignale uns eher dazu bringen, nach Schutz zu streben. Wollen wir die Balance in Richtung Sicherheit verschieben, müssen wir die Zahl der Gefahrensignale verringern und zu Signalen für Sicherheit in Kontakt treten.

Die Signale für Sicherheit und Gefahr werden von der Neurozeption und vom System für soziale Verbundenheit aufgespürt. Die im folgenden beschriebene Übung kann uns helfen, den gegenwärtigen Augenblick zu erforschen, über frühere Erlebnisse zu reflektieren oder an ein bevorstehendes Ereignis zu denken.

- Identifizieren Sie Signale für Sicherheit und Gefahr. Stellen Sie eine Liste der in Ihrem Körper, in der Umgebung und über die Pfade Ihres Systems für soziale Verbundenheit aktiven Signale zusammen. Markieren Sie auf dieser Liste Signale, die so stark sind, daß sie andere Signale ausgleichen können.
- Schauen Sie sich Ihre Liste noch einmal an, und stellen Sie fest, ob die Signale für Sicherheit oder die für Gefahr stärker sind.
- Wenn Sie mit Ihrer Gleichung zufrieden sind, sollten Sie sich die Zeit nehmen, um sich zu vergegenwärtigen, wie die vielfältigen Signale Ihr Gefühl der Sicherheit unterstützen.
- Falls Sie die Gleichung verändern wollen, schauen Sie sich die Signale für Gefahr an, und stellen Sie fest, welche davon Sie verringern oder sogar völlig entfernen können. Stellen Sie anschließend fest, ob es Signale für Sicherheit gibt, die Sie nutzen können, oder ob Sie zu bereits vorhandenen Signalen für Sicherheit eine stärkere Verbindung herstellen können.
- Mit der Gleichung verändert sich auch unsere Erzählung. Wenn Sie erstmals die Liste der Signale zusammenstellen, dann halten Sie inne, und hören Sie ihrer Erzählung zu. Schreiben Sie einen oder zwei Sätze auf, die erfassen, worum es geht. Nehmen Sie sich bei jeder Veränderung der Gleichung die Zeit, die neue Erzählung schriftlich zu formulieren.

Autonome Erzählungen

Wir leben gemäß einer Erzählung, die unserem autonomen Zustand entspringt, die auf Bahnen unseres autonomen Nervensystems vom Körper zum Gehirn übermittelt wird und die das Gehirn dann in Überzeugungen übersetzt, welche unser tägliches Erleben beeinflussen. Der Verstand erzählt, was das Nervensystem weiß. Die Erzählung resultiert aus unserem (autonomen) Zustand. Wir sind von Natur aus Geschichtenerzähler und verstehen die Welt anhand von Geschichten.

- Um den Anfängen einer autonomen Erzählung zu lauschen, sollten Sie sich ein wenig Zeit nehmen, um sich Ihrem Nervensystem zuzuwenden und sich einen Moment darauf einzustimmen. Vervollständigen Sie die folgenden Sätze:
  - In diesem Moment teilt mir mein dorsal-vagaler Zustand mit, daß ...
  - Meine sympathische Energie sagt mir ...
  - Mein ventral-vagales System lädt mich ein, zu ...

Diese Art zuzuhören markiert einen Augenblick im Zeitkontinuum; machen Sie es sich deshalb zur Gewohnheit, immer wieder auf diese Sätze zurückzukommen. Jedesmal wenn Sie nach innen gehen und sich einstimmen, hören Sie den autonomen Plot Ihrer Erzählung für den gegenwärtigen Augenblick.

Die Erzählung der drei Zustände

Während die ventral-vagalen, sympathischen und dorsal-vagalen Energien steigen und fallen, verändert sich unser Erleben der Welt. Die Erzählung, die unsere Gedanken, Gefühle und Handlungen beeinflußt, basiert auf dem in einem bestimmten Augenblick aktivsten der drei autonomen Zustände. Zu jedem beliebigen Zeitpunkt warten drei Erzählungen darauf, angehört zu werden, eine für jeden der autonomen Zustände: den dorsal-vagalen, den sympathischen und den ventral-vagalen.

- Wenn Sie Ihren Erzählungen zuhören wollen, sollten Sie mit einem alltäglichen Erlebnis beginnen, das mit einer kleinen Herausforderung verbunden ist, sich aber nicht auf Ihre Sicherheit auswirkt und sich nicht nennenswert in Ihrem Leben bemerkbar macht. Schauen Sie sich dieses Erlebnis aus der Perspektive Ihres sympathischen Systems an. Wie lautet die Erzählung über dieses Erlebnis aus dieser Perspektive?
- Betrachten Sie das Erlebnis nun aus der Perspektive Ihres dorsal-vagalen Systems. Wie lautet die Erzählung in diesem Fall?
- Nachdem Sie die beiden an der Überlebenssicherung orientierten Erzählungen gehört haben, wenden Sie sich dem regulierten ventral-vagalen Zustand zu und hören sich die aus der Perspektive der Sicherheit erzählte Geschichte an.
- Rekapitulieren Sie die drei Erzählungen, und stellen Sie fest, was Ihnen an ihnen jeweils als interessant erscheint. Was war zu erwarten, und was hat Sie überrascht?

Wenn wir auf diese Weise zuhören, können wir sehen, wie jeder der drei autonomen Zustände seine eigene Erzählung verfaßt. Diese simple, aber auch wirkmächtige Übung zeigt uns, daß sich an dem Erlebnis nichts verändert, die Erzählung des jeweiligen Zustandes jedoch unsere Beziehung zum Erlebten verändert. Wenn wir in den überlebenssichernden Zustand hineingezogen werden, fällt es uns schwer, uns dessen bewußt zu bleiben, daß es noch zwei andere Erzählungen gibt, die angehört werden wollen – nämlich eine weitere Erzählung über die Sicherung des Überlebens und eine Erzählung über Sicherheit. Oft ist es leichter, auf einen Moment zurückzublicken und zuzuhören. Selbst wenn wir uns an einem Ort der Sicherheit und Regulation befinden, ist es interessant, sich zu vergegenwärtigen, daß im Hintergrund zwei Überlebenserzählungen existieren, und sich einen

Augenblick Zeit zum Zuhören zu nehmen. Dies ist eine gute »Tagesend-Übung«. Schauen Sie auf Ihren Tag zurück, wählen Sie einen Augenblick, der Sie neugierig macht, und hören Sie sich die Erzählungen Ihrer drei autonomen Zustände an.

Erzählungen vom Überleben

Unsere überlebenssichernden Zustände kommen uns zur Hilfe, wenn uns die Neurozeption eine Gefahr signalisiert und wir das Bedürfnis verspüren, uns zu schützen. So irrational die Reaktionen des Nervensystems auch wirken mögen, es geht ihm immer darum, unser Überleben zu sichern.

Erforschen Sie mit Hilfe der folgenden Aussagen, wie Ihre überlebenssichernden autonomen Zustände (der dorsal-vagale und der sympathische Zustand) Sie schützen, und würdigen Sie deren Aktivitäten.

- »Ich sehe, daß mein Nervensystem in Reaktion auf … aktiv wird.«
- »Ich spüre, daß mein Nervensystem mich schützt, indem es …«
- »Mein Nervensystem arbeitet für mich, indem es …«
- »Ich bin dankbar dafür, daß mein überlebenssichernder autonomer Zustand …«

Wenn uns klar ist, was unsere überlebenssichernden Systeme aktiviert, wenn wir erkennen, wie sie uns zu schützen versuchen, und wenn wir ihre Aktivitäten würdigen, können wir uns von Selbstkritik und Scham befreien und uns Verständnis und Selbstmitgefühl zu eigen machen.

Hoffnungen und Sorgen

Unser überlebenssicherndes System wird aktiv, wenn die Sicherheit/Gefahr-Gleichung in Richtung Gefahr tendiert und unsere Verankerung im ventral-vagalen Zustand schwindet. Der sympathische und der dorsal-vagale Zustand schützen uns wirksam, schneiden uns aber gleichzeitig von anderen Menschen sowie von Orten und Handlungen ab, die uns unterstützen könnten. Die folgenden Sätze sollen Ihnen die Besorgnis darüber, was geschehen könnte, und die Hoffnung darauf, was möglich sein könnte, zu entdecken helfen.

- Halten Sie inne, wenn Sie eine Tendenz in Richtung des sympathischen oder des dorsal-vagalen Zustandes bemerken. Stellen Sie fest, wovor Ihr dorsal-vagaler oder sympathischer Zustand Sie schützt. *Wenn ich nicht (hier folgt der Gedanke, das Gefühl oder das Verhalten, das Sie erleben) ..., dann (vermerken Sie hier, welchen Schaden Sie in diesem Fall erleiden würden).*

- Identifizieren Sie anschließend Ihre Hoffnungen, und finden Sie heraus, wovon Ihr überlebenssichernder autonomer Zustand Sie abhält. *Wenn ich nicht (notieren Sie hier den gleichen Gedanken, das Gefühl oder Verhalten), dann (vermerken Sie hier, was Sie dann stattdessen Positives erlebt hätten).*

- Kommen Sie regelmäßig auf diese Fragen zurück, wenn Sie merken, daß Sie in einen überlebenssichernden Zustand eintreten oder wenn Sie nach der Rückkehr in den Zustand der Regulation reflektieren wollen. Jedes Erlebnis macht neue Informationen zugänglich.

Autonome Kurzgeschichten schreiben

Unsere autonomen Zustände beginnen mit der Entwicklung einer Erzählung. Das Gewahrsein auf einen bestimmten Moment zu richten und diesen sprachlich auszudrücken verbindet Körper und Gehirn, so daß Sie die entstehende Erzählung hören können.

Die folgenden Satzanfänge sollen Ihnen bei dem Bemühen helfen, den Elementen Ihres Erlebens zuzuhören und Ihnen so ermöglichen, Ihre autonome Kurzgeschichte zu schreiben.

- In diesem Moment ist mein autonomer Zustand …
- Mein System reagiert auf …
- Mein Körper muß …
- Ich spüre …
- Ich will …
- Mein Gehirn entwickelt die Erzählung, der zufolge …

Nutzen Sie den folgenden Satzanfang, um vertraute Muster zu erkennen und zu verfolgen, wie Ihr Gehirn aus Ihren verkörperten Erlebnissen eine Erzählung entwickelt.

- Wenn ich mir meine Kurzgeschichte noch einmal anschaue, merke ich, daß …

Reflektieren Sie schließlich über Ihre Erzählung, und denken Sie darüber nach, wie sie in Ihr gegenwärtiges Leben hineinpaßt. Repräsentiert diese Erzählung immer noch Ihr Erleben? Oder würden Sie es vorziehen, diese Erzählung zu überarbeiten?

- Wenn ich meine Erzählung lese, wird mir klar, daß …

Diese Übung eignet sich gut, wenn Sie eine Zustandsveränderung bemerken und neugierig sind, was da im Gange ist. Sie können mit Hilfe der Satzanfänge auch auf einen Augenblick zurückschauen und würdigen, wohin Ihr Autonomes Nervensystem Sie geführt hat.

TEIL III

In Verbindung treten

Zur Verbundenheit bestimmt

Schon bei unserem Eintritt in die Welt sind wir zur Verbundenheit bestimmt. Vom ersten bis zum letzten Atemzug haben wir das Bedürfnis, in einer Atmosphäre von Sicherheit mit anderen Menschen verbunden zu sein. Unser Autonomes Nervensystem braucht die Co-Regulation und hört nie auf, sich danach zu sehnen. In einer von Co-Regulation geprägten Beziehung wird unsere Suche nach Sicherheit verwirklicht, und wir finden im gemeinsam ermöglichten Erlebnis der Verbundenheit eine Zuflucht. Wenn wir das Gefühl haben, daß andere Menschen gefährlich sind, kann es uns schon beunruhigen zu hören, wir bräuchten die Verbindung zu anderen, um uns wohlfühlen zu können.

Wenn wir keine zuverlässig regulierten Menschen kennen, mit denen wir interagieren können, haben wir keine Möglichkeit, durch Verbundenheit mit anderen Wohlbefinden zu kreieren. Co-regulierende Verbindungen erzeugen Gefühle der Sicherheit und Zugehörigkeit. Sind wir einsam, verlieren wir das Gefühl, in der Welt einen Platz zu haben. Wird unser Bedürfnis nach Verbundenheit nicht erfüllt, ruft unsere Einsamkeit autonome Reaktionen hervor. Augenblicke der Einsamkeit rufen eine Neurozeption von Gefahr hervor, die überlebenssichernde autonome Zustände aktiviert. Chronische Einsamkeit übermittelt permanent eine Botschaft von Gefahr, was bewirkt, daß unser Autonomes Nervensystem im überlebenssichernden Modus verharrt. Folgen anhaltender Einsamkeit sind Depression, Angst,

Immunschwäche, Bluthochdruck, die Gefahr einer Herzerkrankung und sogar die Gefahr eines frühen Todes. Das Gefühl, mit anderen Menschen verbunden zu sein, ist kein Luxus, sondern für die körperliche und emotionale Gesundheit unverzichtbar.

Am Anfang der Co-Regulation steht ein beiden Beteiligten gemeinsames Gefühl der Sicherheit. Ich fühle mich bei dir sicher, und du fühlst dich bei mir sicher, und wir finden gemeinsam den Weg zur Verbundenheit. Diese Grundlage der Co-Regulation führt zur Selbstregulation. Ohne Erlebnisse der Co-Regulation und ohne Vertrauen darauf, daß es immer Möglichkeiten der Co-Regulation gibt, bleibt das Autonome Nervensystem auf der Hut und bemüht sich um Selbstregulation von einem überlebenssichernden Zustand statt einem Zustand der Sicherheit aus. Zum Glück ist es nie zu spät, die Fähigkeit zur Co-Regulation zu entwickeln.

Obgleich Verbundenheit eine biologisch zwingende Notwendigkeit ist – weil wir sie brauchen, um überleben zu können –, wird unser Nervensystem auch von der Notwendigkeit getrieben, unsere Sicherheit zu gewährleisten – also vom Überlebenstrieb. Manchmal arbeiten diese beiden Tendenzen zusammen. Wir verspüren dann einen Drang, in Kontakt zu treten, und befinden uns in einem regulierten autonomen Zustand, der Verbundenheit unterstützt. Manchmal arbeiten die beiden Tendenzen aber auch gegeneinander. Wir sehnen uns dann danach, in Kontakt zu treten, sind uns aber nicht sicher, ob unser Kontaktbemühen auf Gegenliebe stößt, weshalb ein überlebenssichernder Zustand aktiviert wird, der uns von der Kontaktaufnahme abhält. Aufgrund unserer Physiologie spüren wir den Drang, in Verbindung zu treten, und wir spüren eine autonome Reaktion. Es geht in jedem Augenblick darum, den Drang, unser Überleben zu sichern, mit unserer Sehnsucht nach Verbundenheit in Einklang zu bringen.

Vier Pfade zur Verbundenheit

Sind wir in der autonomen Regulation verankert, stehen uns vier Pfade zur Verbundenheit offen: Wir können mit uns selbst, mit anderen Menschen, mit der Welt und mit dem Geist verbunden sein. Wir bewohnen unseren Körper, treten zu anderen Menschen in Kontakt, bewegen uns mit Interesse durch die Welt und fühlen uns in Harmonie mit dem Geist. Werden wir aus dem Zustand der Regulation herausgerissen, stehen uns die genannten vier Pfade nicht mehr offen. Wir verlieren dann unser Selbstempfinden, wir kämpfen in Beziehungen, fühlen uns von unserer Umgebung abgeschnitten und nicht mit dem Geist verbunden. Den Weg zurück zur Regulation zu finden und die vier Pfade der Verbundenheit zu beschreiten ist dann sehr schwierig für uns. An manchen Tagen können wir nichts tun, als einen der vier Wege leicht zu berühren, wohingegen es uns in anderen Fällen problemlos möglich ist, zu allen vier Wegen in Verbindung zu treten. Einer der Pfade kann uns als dauerhaft unerreichbar erscheinen, während wir andere problemlos begehen können. Obwohl jede der vier Verbindungen für unser Wohlbefinden wichtig ist, entwickeln wir individuelle Kombinationen von Verbindungen und schaffen unsere eigene Art, uns auf die vier Pfade einzulassen.

Zu uns selbst in Verbindung treten

Walt Whitman schreibt in seinem Gedicht »Gesang von mir selbst« (Abschnitt 51): »Ich bin weiträumig, enthalte Vielheit.« Wenn wir uns unserem inneren Erleben zuwenden, stellen wir fest, daß wir alle aus vielen Anteilen bestehen. Unsere autonomen Zustände bieten unseren Anteilen ein Zuhause, und wenn die einzelnen Zustände aktiv werden, treten die darin enthaltenen Anteile in Erscheinung. Wir haben selbstkritische Anteile, beschuldigende und beschämende Anteile, Anteile, die die Welt als freundlich ansehen, und Anteile, die freudig Kontakt aufnehmen. Oft sind die Anteile in einem bestimmten Zustand durch gemeinsame Überzeugungen verbunden, gehen mit diesen Überzeugungen aber unterschiedlich um.

Wenn wir unsere Anteile besser kennenlernen wollen, können wir die Pfade und Anteile in einer Zeichnung erfassen.

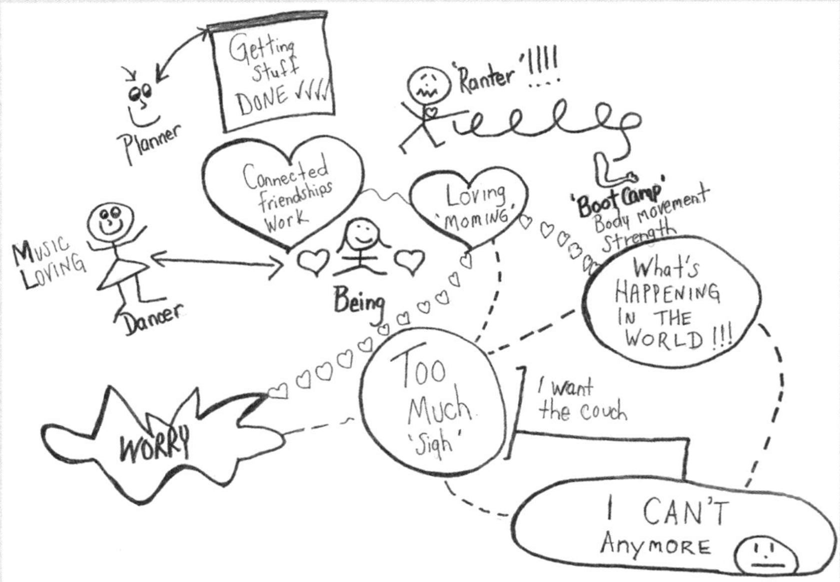

Abbildungstext von links oben nach rechts unten:
Planer; Dinge erledigen; Wüterich
liebt Musik; verbunden, Freundschaften funktionieren; liebevoll, bemutternd; Boots-Camp, Körperbewegung, Stärke
Tänzer; Sein; Was ist in der Welt los!!
Sorgen; zu viel »seufz«; Ich will auf die Couch; Ich kann nicht mehr

- Sammeln Sie Materialien, die Sie für diesen Zweck nutzen möchten – etwas, worauf Sie schreiben und zeichnen können, und Dinge, mit denen Sie schreiben können.
- Treten Sie zu Ihrer inneren Welt in Verbindung, und stellen Sie fest, welche Anteile bereit sind, zu Ihnen Kontakt aufzunehmen. Die Rückkehr zum Mapping Ihres persönlichen Profils mit dem Ziel, zu rekapitulieren, welche Gedanken, Gefühle, Verhaltensweisen und Überzeugungen Sie in jedem Zustand erleben, kann Ihnen beim Identifizieren der Anteile helfen, die diese Qualitäten beinhalten und die mit Ihrem ventral-vagalen, sympathischen und dorsal-vagalen Zustand verbunden sind. Im ventral-vagalen Zustand gibt es häufig Anteile, die neugierig, verspielt, gesellig, organisiert, kontaktbereit und entspannt sind und sich zielstrebig durch

die Welt bewegen. Im sympathischen Zustand finden wir oft Anteile, die selbstkritisch sind, sich selbst beschuldigen, arbeitssüchtig sind, ständig auf einen Kampf aus sind, sich vor Verbundenheit fürchten und ängstlich sind. Die Anteile im dorsal-vagalen Zustand sind häufig hoffnungslos und schweigsam, betrachten die Welt aus der Distanz, sind empfindungstaub, haben keine Energie und tun ständig nur so, als würden sie aktiv.

- Entscheiden Sie, wo Sie diese Zustände auf Ihrem Bild plazieren wollen. Lokalisieren Sie Anteile, mit denen Sie am vertrautesten sind, nahe der Mitte, und Anteile, die weniger häufig aktiv werden, an den Bildrändern.
- Stellen Sie durch die Distanz zwischen den Anteilen dar, in welcher Beziehung sie zueinander stehen. Verbinden Sie die Anteile durch unterschiedliche Arten von Linien (durchgezogene, gepunktete, gerade, kurvenreiche), um die jeweilige Beziehung zu charakterisieren.
- Benennen Sie Ihre Anteile, und charakterisieren Sie sie durch Wörter, Farben und bildliche Darstellungen, um anzudeuten, wie sie die Verbundenheit unterstützen und im Dienste Ihrer Sicherheit agieren.

Ihre Darstellung der Anteile und Pfade kann sich ständig ändern. Wenn Sie mehr über Ihre innere Welt herausfinden, können Sie dem Bild weitere Anteile und Pfade hinzufügen.

Verbindung zu anderen Menschen

Obwohl wir alle das Bedürfnis haben, mit anderen Menschen verbunden zu sein, sind unsere Verbindungen in ihrer Stärke und die Art, wie wir zu anderen in Verbindung treten, unterschiedlich. Wenn wir bewußt entscheiden, was, wie oft und mit wem wir etwas tun wollen, und wir die Kombination von Verbindungen finden, die sich für uns genau richtig anfühlt, wird das In-Verbindung-Treten für uns zu einer regulierend wirkenden Ressource. Ein Plan bezüglich der Herstellung von Verbindungen kann unsere diesbezüglichen Entscheidungen in eine bestimmte Richtung steuern.

Entwickeln Sie einen persönlichen Verbindungsplan

- Benennen Sie die Menschen, die in Ihrem Leben eine Rolle spielen und mit denen Sie sich verbunden fühlen.
- Stellen Sie eine Liste von Aktivitäten zusammen, die Sie mit diesen Menschen verbindet und die Ihnen Freude machen.
- Denken Sie darüber nach, welche Menschen Sie kennenlernen und wie Sie zu Ihnen in Kontakt treten möchten.
- Werden Sie sich darüber klar, welche Dinge Sie mit diesen Menschen gern tun und erforschen möchten.

Nutzen Sie, was Sie gelernt haben, um eine Kombination der Dinge zu entwickeln, die Sie bereits erschlossen haben und die Sie ausprobieren möchten, weil Sie sie als nährend empfinden und weil sie Ihre Verbindung zu anderen mit Ressourcen ausstatten. Ihr persönlicher Verbindungsplan ist ein sich ständig veränderndes und somit lebendiges Dokument. Verbindungen werden stärker und schwächer. Schauen Sie sich Ihren Plan immer wieder an, und bringen Sie ihn im Einklang mit den aktuellen Entwicklungen jeweils auf den aktuellen Stand.

Verbindung zur Welt

Eine Art, zu unserer Umgebung in Verbindung zu treten, ist unser Kontakt zur Natur. Diese Verbindung wirkt erholsam, weil das Autonome Nervensystem dadurch in einen Zustand der ventral-vagalen Sicherheit und Regulation versetzt wird. Es wird allgemein akzeptiert, daß der sogenannte *Grüneffekt* (die Wirkung des Aufenthalts im Grünen) für das körperliche und psychische Wohlbefinden wichtig ist und daß eine *blaue Umgebung* (der Aufenthalt in der Nähe von Wasser oder im Wasser) Streß verringert und das Wohlbefinden verbessert. Selbst der simple Kontakt zur Erdoberfläche, bekannt unter dem Namen Erdung, wirkt regulierend auf das autonome System. Das Betrachten sich wiederholender Muster in Wellen, Wolken, Blättern, Muscheln und Blüten stellt den Zustand der Regulation schnell wieder her. Anblicke, Geräusche und Düfte der Natur wirken regulierend und erholsam. Sind wir von der Welt der Natur abgeschnitten, spüren wir dies.

- Begeben Sie sich in die Natur, und stellen Sie fest, an welchen Orten Sie sich willkommen fühlen. Merken Sie sich, wo sich diese Orte befinden und wie sie beschaffen sind. Werden Sie sich darüber klar, welche Eigenschaften für Sie wichtig sind. Suchen Sie Orte auf, die regulierend auf Sie wirken, entweder indem Sie sich tatsächlich dorthin begeben oder indem Sie sich entsprechende Bilder vorstellen oder in Form einer Kombination von beidem.
- Lauschen Sie Naturgeräuschen, die Ihr Interesse wecken.
- Machen Sie sich auf den Weg zum Wasser. Aufenthalte in der Nähe von Wasser regulieren das autonome System und sind erholsam. Halten Sie nach Orten in Ihrer Umgebung Ausschau (dem Meer, Flüssen, Seen, Teichen, Bächen und Springbrunnen in städtischen Parks), die Ihnen ermöglichen, sich in einer blauen Umgebung aufzuhalten.
- Treten Sie körperlich zur Erdoberfläche in Verbindung. Gehen Sie barfuß im Gras, auf dem Erdboden oder durch Sand. Berühren Sie den Erdboden oder den Sand mit Ihren Händen.
- Bringen Sie das, was außen ist, nach innen. Schmücken Sie Ihr Zuhause und Ihren Arbeitsplatz mit Blumen und Pflanzen, und profitieren Sie so von deren regulierender Wirkung auf das autonome System. Düfte, denen Sie in der Natur begegnen, können autonome Zustände sehr wirksam aktivieren. Wachholder, Lavendel, Rosenöl und Bergamotte sind Düfte, die nachweislich entspannend wirken. Rosmarin, Grapefruit und Fenchel machen wacher. Finden Sie heraus, welche Düfte Ihr Autonomes Nervensystem als belebend empfindet, und beziehen Sie diese dann in Ihren Alltag ein.

- Betrachten Sie die Natur. Schauen Sie sich durch ein Fenster das Geschehen in der Welt der Natur an. Wenn Sie etwas Belastendes erlebt haben, helfen Ihnen schon fünf Minuten, in den Zustand der Regulation zurückzukehren. Ergänzend können Sie auch Abbildungen von Naturszenen benutzen, wenn Sie sich nur selten in der Natur aufhalten können. Suchen Sie Naturabbildungen, die regulierend auf Ihr autonomes System wirken, und bauen Sie eine Sammlung solcher Bilder auf.
- Suchen Sie Fraktale. Diese sind überall in der Natur zu finden: einfache Muster, die sich ständig wiederholen und zu immer komplexeren Gebilden werden (z. B. die Nautilusmuschel, ein Blatt, ein Tannenzapfen, Brokkolirosetten, Pusteblumen, Eiskristalle und Wolken). Eine Weile Fraktale anzuschauen wirkt regulierend auf das Autonome Nervensystem. Achten Sie in Ihrem Alltag auf Fraktale, und halten Sie kurz inne, um sie auf sich wirken zu lassen. Suchen Sie nach Abbildungen von Fraktalen oder von Objekten, die Eigenschaften von Fraktalen aufweisen, und stellen Sie fest, welche von diesen Sie in einen ventral-vagalen Zustand versetzen. Im Internet finden Sie eine Vielfalt solcher Abbildungen, und die Pflanzen und Bäume in Ihrer Umgebung bieten Ihnen reale und lebendige Beispiele. Umgeben Sie sich mit Bildern von Fraktalen oder entsprechenden Objekten, so daß Sie jederzeit zu ihnen in Kontakt treten können (ein Bildschirmschoner, Fotos auf Ihrem Handy, eine blühende Pflanze oder ein Kaktus in Ihrem Zuhause oder am Arbeitsplatz können diesen Zweck erfüllen).

Wir sind im Alltag ständig von den regulierend wirkenden Einflüssen der Natur umgeben. Erforschen Sie, auf welche verschiedenen Arten Sie zur Natur in Verbindung treten können. Entdecken Sie die Orte und Arten der Verbindung zur Natur, die Ihr ventral-vagales System zum Leben erwachen lassen.

Zum göttlichen Geist in Verbindung treten

Im ventral-vagalen Zustand können wir zu etwas in Verbindung treten, das größer als wir ist. Die Verbindung zum göttlichen Geist ist ein intimes Erlebnis, das über unsere Individualität hinausreicht und oft mit einer Empfindung von Gnade verbunden ist. Sie können sich zutiefst mit dem göttlichen Geist verbunden fühlen, oder was Sie erleben, fühlt sich als schwer faßbar an. Wo auch immer Sie sich im Bereich dieses Kontinuums befinden, wenn Sie von der Energie eines ventral-vagalen Zustandes erfüllt sind, steht der Weg zur Verbundenheit mit dem göttlichen Geist offen.

Wir treten auf viele Arten in Verbindung, unter anderem durch Energie, durch spirituelle Wesen und Krafttiere sowie durch unsere Beziehung zu Vorfahren. Stellen Sie eine Verbindung zum göttlichen Geist in der Form her, in der Sie ihn in diesem Augenblick erleben.

- Wenn Sie das Wort »Geist« aussprechen, wohin gelangen Sie dann?
- Laden Sie ein Bild des göttlichen Geistes ein.
- Lauschen Sie einer Botschaft des Geistes oder vom Geist.
- Stellen Sie fest, ob Sie die Bewegungen des göttlichen Geistes spüren.
- Notieren Sie eine aus dieser Untersuchung hervorgegangene Beobachtung.

Der göttliche Geist manifestiert sich auf viele Arten. Es gibt keine einzig richtige Art, zu ihm in Verbindung zu treten – es gibt nur die Art, auf die Ihr Nervensystem dies tut. Ganz gleich, ob Sie eine tiefe Verbindung spüren oder sich fragen, ob Sie jemals eine Verbindung finden werden, kehren Sie immer wieder zu dieser Untersuchung zurück, und schauen Sie sich an, was sie zutage fördert.

Wenn Ihnen klar ist, wie Sie zu den verschiedenen Pfaden in Verbindung treten, können Sie entscheiden, was Sie in einem bestimmten Augenblick brauchen. Wählen Sie den Pfad, der in dem Augenblick, in dem Sie einen Anker benötigen, zuverlässig regulierend wirkt, und nutzen Sie weniger leicht erreichbare Pfade, wenn Sie sich in einem regulierten Zustand befinden und sich bereit fühlen zu erforschen.

Reziprozität – der gesunde Beziehungen kennzeichnende Wechsel zwischen Ebbe und Flut – ist eine Funktion des ventralen Vagus und für das Autonome Nervensystem eine wichtige Möglichkeit, im Zustand der Regulation zu verbleiben. Reziprozität entsteht durch die Kommunikation zweier Autonomer Nervensysteme. Es handelt sich dabei um das Erleben tiefen Zuhörens und Antwortens. Wir spüren in unserem Körper und unseren Erzählungen, wie fürsorgliche Zuwendung und das Empfangen derselben das Wohlbefinden fördern.

Reziprozität ist eine Sicht der Dynamik von Beziehungen. Wo im Spektrum reziproker Interaktionen befindet sich die Beziehung? Wir können eine individuelle Interaktion nutzen, um uns die Reziprozität anzuschauen, indem wir die Qualität des abwechselnden Redens und Zuhörens einschätzen. Doch einzelne Augenblicke sind nicht in der Lage, die ganze Geschichte einer Beziehung zu erzählen. Die konkreten Umstände in einem bestimmten Augenblick beeinträchtigen oft die kommunikative Balance in einer Beziehung. Die eine Person hat in einem bestimmten Moment mehr Bedürfnisse, wohingegen die andere regulierende Energie einbringt, bis die Reziprozität wiederhergestellt ist.

In den meisten Beziehungen wird die Balance temporär gestört, dann wiederhergestellt und später erneut gestört. Diese immer wieder auftretende Ungleichheit vertieft die Beziehung. In anderen Beziehungen wird der Fluß häufiger unterbrochen, und es entsteht ein Muster, das den Bedürfnissen einer beteiligten Person stets Vorrang einräumt. Manchmal wird das Gleichgewicht in einer Beziehung durch einen Unfall oder eine Krankheit dauerhaft verändert, und an die Stelle der bidirektionalen Reziprozität tritt eine einseitige Betreuungssituation. Ganz gleich, wie ein dauerhafter Mangel an Reziprozität entstanden sein mag, er wird stets als kraftraubend empfunden.

Anbieten und Annehmen

- Vergegenwärtigen Sie sich eine Beziehung, und denken Sie an bestimmte Augenblicke der Verbundenheit. Achten Sie auf das Vorhandensein oder das Fehlen von Reziprozität darin.
- Schauen Sie sich nun Ihre Beziehung zu dieser Person im Zeitverlauf an. Können Sie darin einen anhaltenden Fluß von Reziprozität erkennen, der ein Gefühl der Verbundenheit nährt? Oder haben Sie das Gefühl, daß diese Beziehung dauerhaft aus dem Gleichgewicht ist?
- Schauen Sie sich mehrere Beziehungen in ihrem zeitlichen Verlauf an. Diejenigen, in denen ein Wechsel zwischen Ebbe und Flut stattfindet, sind fruchtbar – Beziehungen, auf die Sie sich verlassen können.

Die Erinnerung an einen Augenblick der Reziprozität aktiviert die Fähigkeit von Körper und Geist, ein Erlebnis nachzubilden und erneut lebendig werden zu lassen. Ein erinnerter Augenblick hemmt überlebenssichernde Zustände, aktiviert das ventral-vagale System und leitet eine Bewegung in Richtung Sicherheit und Verbundenheit ein.

- Erinnern Sie sich an einen Augenblick der Verbundenheit, und kehren Sie zu ihm zurück. Spüren Sie, wie Ihr Nervensystem in der Gegenwart Verbundenheit findet, während Sie einen vergangenen Augenblick wiedererleben.

Muster und Rhythmen

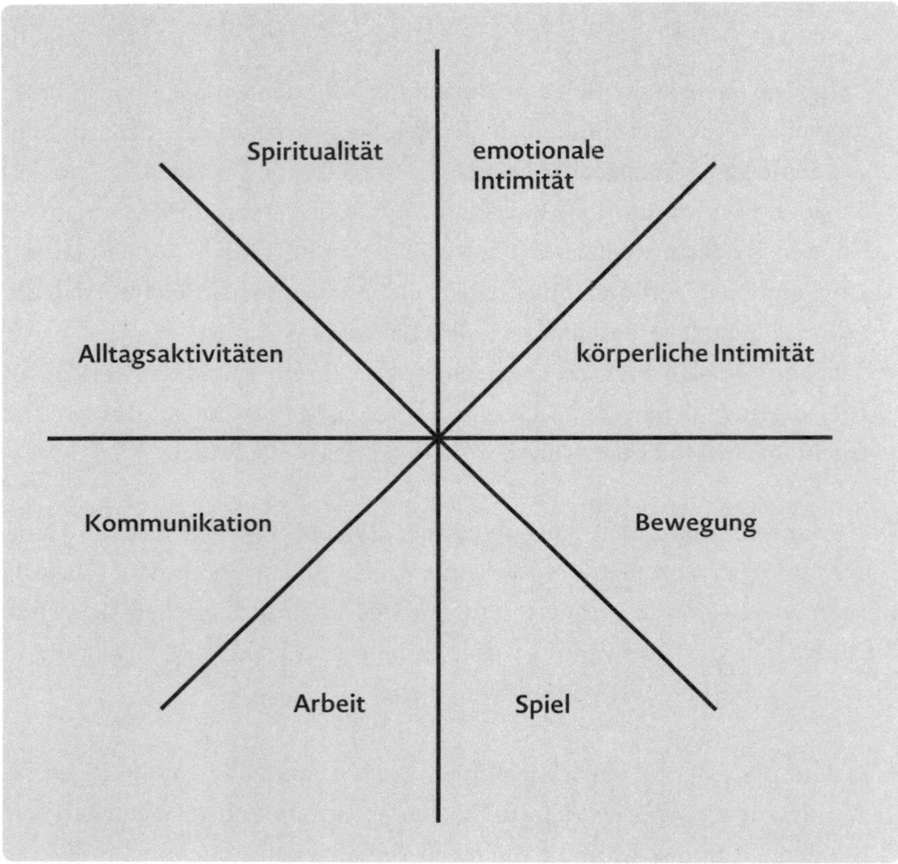

Das Betrachten autonomer Muster verschafft Klarheit über Orte der Begegnung und des Scheiterns in Beziehungen – nicht im Sinne eines Narrativs, sondern aus der Perspektive des Autonomen Nervensystems betrachtet. Nur selten passen Partner in einer Beziehung in allen Bereichen zusammen. Dies führt zu folgenden Fragen: Existieren genug Muster der Verbundenheit, um ein Gefühl der Zufriedenheit aufkommen zu lassen? Und rufen die Rhythmen ein Gefühl der Reziprozität und autonomer Intimität hervor?

Wir können Muster der Verbundenheit acht groben Kategorien zuordnen: tägliche Aktivitäten, Kommunikation, Arbeit, Spiel, Bewegung, körperliche

Intimität, emotionale Intimität und Spiritualität. Wenn wir uns die Kategorien der Verbundenheit anschauen, überprüfen wir, welche Verbindungen hergestellt werden und wie wichtig bestimmte Kategorien für uns sind. Jede der acht beinhaltet einen Rhythmus. Erzeugt dieser das Gefühl, daß eine Begegnung stattfindet, werden beide an der Beziehung beteiligten Partner genährt. Der Rhythmus kann auch das Gefühl hervorrufen, daß die Begegnung fehlschlägt – daß eine Koexistenz ohne Verbundenheit vorliegt. Wenn wir uns autonom nicht im Einklang fühlen, leiden wir.

Wir können uns *Alltagsaktivitäten* als normale tägliche Aufgaben vorstellen und als die Art, wie wir diese allein oder mit anderen Menschen gemeinsam bewältigen – als die Art, wie wir mit jemandem gemeinsam Arbeiten erledigen und wie die Arbeit im Tagesverlauf vonstatten geht. *Kommunikation* umfaßt die vielen Arten, einander Informationen zu übermitteln – in Form von eMails, SMS, Anrufen und Gesprächen von Angesicht zu Angesicht, durch das Gesprächstempo und die Arten von Gesprächen, die wir führen. Im *Berufsleben* relevante Muster sind Zeitpläne, Freizeit, die Arten von Arbeit, für die wir uns entscheiden; *Spiel* hingegen umfaßt unsere Arten zu spielen und die Anlässe, bei denen wir spielen. Die Kategorie *Bewegung* befaßt sich damit, wie wir uns konkret in der Welt bewegen, und in welcher Geschwindigkeit wir uns den wechselnden Anforderungen im Tagesverlauf stellen. *Körperliche Intimität* – Berühren und Berührtwerden – umfaßt sowohl sexuelle Berührungen als auch nichtsexuelle, freundschaftliche Berührungen zwischen Menschen sowie das Vorhandensein oder Fehlen von Reziprozität während solcher Erlebnisse. *Emotionale Intimität* ist ein Gefühl des Einklangs mit einem anderen Menschen und ein so starkes Sicherheitsempfinden, das tiefe Gefühle offenbaren kann. *Spiritualität* schließlich kann religiös oder areligiös sein, im Rahmen einer Gemeinschaft oder individuell praktiziert werden, und sie bringt das Gefühl mit sich, mit etwas Größerem, als man selbst ist, verbunden zu sein.

Wenn wir uns eine Beziehung aus der Perspektive autonomer Muster und Rhythmen anschauen, sollten wir bedenken, daß nicht harmonisierende Muster und Rhythmen nicht grundsätzlich beinhalten, daß eine solche Beziehung nicht nährend wirken kann. Wir alle haben unser spezielles Bedürfnis, einander zu begegnen, und erhoffen uns Toleranz, wenn wir damit scheitern. Für die Aufrechterhaltung von Beziehungen ist es nicht zwingend erforderlich, daß die Beteiligten hinsichtlich einer bestimmten Kategorie im Einklang sind oder sich in ähnlichen Rhythmen bewegen.

Muster und Rhythmen erforschen

- Wählen Sie eine Beziehung (zu einem Partner, Freund, Familienmitglied oder Arbeitskollegen), die Sie erforschen wollen.
- Identifizieren Sie für jede der acht Kategorien ein generelles Muster der Verbundenheit oder Unverbundenheit.
- Rekapitulieren Sie, in welchen Bereichen Sie Unverbundenheit erkannt haben. Wie wichtig ist die betreffende Kategorie für Sie? Ist es für Sie in Ordnung, daß Ihnen diese Form von Verbundenheit nicht zur Verfügung steht? Oder könnte dieses Manko die Beziehung zu dem betreffenden Menschen grundsätzlich gefährden?
- Vergegenwärtigen Sie sich, in welchen Bereichen eine Verbindung besteht und welche Rhythmen in diesem Muster eine Rolle spielen. Ist Ihnen und der anderen Person ein Rhythmus gemeinsam, der nach Ihrem Empfinden regulierend wirkt? Oder haben Sie das Gefühl, mit der anderen Person nicht im Einklang zu sein? In diesem Zusammenhang können Sie über folgende Fragen nachdenken: Wo gibt es unterstützende Rhythmen? Gibt es einen dysfunktionalen Rhythmus, der konstruktiv verändert werden könnte? Können Sie die dysfunktionalen Bereiche akzeptieren? Und empfinden Sie die Beziehung dann trotzdem als eingestimmt und resonierend? Gibt es genug autonome Augenblicke der Begegnung, so daß die allgemeine Verbindung aufrechterhalten bleibt? Oder sind die Rhythmen der beiden Beteiligten so unterschiedlich, daß es unmöglich ist, Reziprozität zu erreichen?
- Reflektieren Sie über das, was Sie herausgefunden haben. Haben Sie in dieser Beziehung so stark das Gefühl, der anderen Person zu begegnen, daß Sie bereit sind, weiter am Gelingen der Beziehung zu arbeiten? Gibt es

Fehlschläge, die Ihren ventral-vagalen Zustand nicht so stark überfordern, daß Sie die Diskrepanz nicht akzeptieren können? Müssen Orte, die eine adaptive überlebenssichernde Reaktion hervorrufen, aufgelöst werden, damit Sie das Gefühl haben, die Beziehung aufrechterhalten zu können?
- Wenn Sie sich die autonome Erzählung vergegenwärtigen, wie sehen Ihre nächsten Schritte dann aus?

Beispiel für die Betrachtung einer Partnerbeziehung

Tägliche Aktivitäten: Wir haben eine ausgezeichnete Regelung für die »Pflichtenübernahme«. Funktioniert gut. Alles Notwendige wird erledigt, und wir haben das Gefühl, daß der Tag gut organisiert ist.

Kommunikation: Wir können tiefgründige Gespräche führen, unterhaltsam kommunizieren und gemeinsam Pläne schmieden. Allerdings sprechen wir nicht im gleichen Tempo, und ich muß darauf achten, das Tempo zu verlangsamen und nicht ungeduldig zu werden.

Arbeit: Unsere Arbeitszeiten passen nicht gut zusammen. Das ist für mich aber kein Problem, weil wir beide leidenschaftlich gern arbeiten und an den Wochenenden und im Urlaub Zeit miteinander verbringen können.

Spiel: Wir haben viel Freude beim gemeinsamen Spiel und wollen ihm ähnlich viel Zeit widmen; allerdings bevorzugen wir häufig unterschiedliche Spiele. Damit können wir aber umgehen, weil wir uns beide auch an andere Menschen wenden können, um unseren unterschiedlichen Spielbedürfnissen nachzugehen.

Bewegung: Wir bewegen uns in unterschiedlichen Geschwindigkeiten, bemühen uns aber, uns irgendwo in der Mitte zu treffen. Ich empfinde es als schwierig, ein Tempo zu finden, das uns beiden entspricht.

Körperliche Intimität: In der Regel ergreift nur eine Partei die Initiative, was nicht immer zufriedenstellend ist. Dieser Aspekt ist mir wichtig, und hier muß sich etwas ändern.

Emotionale Intimität: Mal gut, mal nicht. Ich fühle mich in diesem Bereich immer noch sehr verletzlich und nicht immer sicher, wenn es darum geht, tiefe Gefühle mitzuteilen. Ich erlebe emotionale Intimität im Kontakt mit anderen Freunden, vermisse sie aber in dieser Beziehung und möchte daran arbeiten, die Situation zu verbessern.

Spiritualität: Wir haben ähnliche nichtreligiöse, naturbasierte Überzeugungen, aber wir wünschen uns beide in unterschiedlich starkem Maße eine spirituelle Verbindung. Ich bin bereit teilzunehmen, wenn ich darum gebeten werde, werde aber selbst in dieser Hinsicht nicht oft aktiv.

Nutzen Sie diese Übung, um sich mit anderen Beziehungen zu befassen, und beschäftigen Sie sich dabei mit den Mustern und Rhythmen, die für diese Beziehungen charakteristisch sind. Wir haben sehr unterschiedliche Bedürfnisse, was die Reziprozität angeht, und wir finden das, was wir brauchen, häufig in mehreren Beziehungen unterschiedlicher Art.

Beziehungsbrüche und die Wiederherstellung von Beziehungen

Beziehungsbrüche kommen in jeder Beziehung vor. Solche Augenblicke des Scheiterns gibt es sowohl innerhalb von Familien als auch unter Freunden und Kollegen. Und jedesmal wenn wir einen Beziehungsbruch erkennen und an der Wiederherstellung der Beziehung arbeiten, wird diese stärker. Unsere Arbeit zielt darauf ab, die Gewohnheit zu entwickeln, Beziehungsbrüche zu erkennen und möglichst rasch an der Wiederherstellung der Beziehung zu arbeiten. Sogar kleine Brüche verweilen, wenn sie unbemerkt bleiben und nicht an ihrer Auflösung gearbeitet wird, unter der Oberfläche des Gewahrseins und beeinflussen von dort die Erzählung über eine Beziehung.

Die Arbeit an der Wiederherstellung einer Beziehung umfaßt vier Schritte: Erkennen *(**n**otice)*, Benennen *(**n**ame)*, die Situation in ihrer Normalität akzeptieren *(**n**ormalize)* und über die Wiederherstellung verhandeln *(**n**egotiate reconnection)*.

- *Erkennen:* Wir spüren Beziehungsbrüche, wenn wir dorsal-vagale Unverbundenheit oder sympathische Angst und Konfrontation erleben und wenn unser autonomer Zustand Informationen zum Gehirn übermittelt und dort eine Erzählung zutage tritt. Wie signalisiert Ihr Körper Ihnen, daß ein Beziehungsbruch eingetreten ist? Wie kommuniziert das Ihr Gehirn?
- *Benennen:* Nur wenn Sie des Augenblicks gewahr werden und wenn Sie ihn benennen, kann die Beziehung geheilt und die Verbundenheit wiederhergestellt werden. Wenn Sie Ihr momentanes autonomes Erleben benennen, können Sie sich darauf einlassen und brauchen sich nicht darin zu verfangen. Vielleicht brauchen Sie Zeit, um sich über das Erlebnis klar zu werden und es zu benennen, bevor Sie bereit sind, sich darüber mitzuteilen. Vielleicht fühlen Sie sich aber auch bereit, es der anderen Person gegenüber zu benennen, sobald Sie es bemerkt und für sich selbst benannt haben.
- *Die Situation in ihrer Normalität akzeptieren:* Aus der Perspektive des Nervensystems und unserer überlebenssichernden Zustände haben Beziehungsbrüche ihren Sinn. Sie erkennen daran, daß die Biologie selbst dann im Dienste der Sicherheit aktiv ist, wenn sie eine Fehleinstimmung mit jemandem verursacht. Wenn Sie sich sagen: »Das erscheint mir als sinnvoll«, können Sie Mitgefühl gegenüber Ihrer eigenen Position, der anderen Person und gegenüber dem aktuellen Geschehen entwickeln.
- *Verhandeln* Sie über die Wiederherstellung der Verbundenheit: Um herauszufinden, wie sich ein Beziehungsbruch beheben läßt, müssen Sie zuhören, Möglichkeiten aufzeigen und im Prozeß verweilen, bis Sie das Gefühl haben, daß die Verbindung wieder existiert. Manchmal ist es wichtig, die eigene Verantwortung verbal anzuerkennen und die Absicht, sich zu verändern, zu bekunden. Manchmal führen Aktivitäten zur Wiederherstellung. Sie können im betreffenden Augenblick aktiv werden oder ei-

> nen Plan entwickeln, bestimmte Dinge in Zukunft anders zu machen, und diesen Plan später umsetzen. Eine Beziehung kann in einem Augenblick wiederhergestellt werden, es kann aber auch länger dauern, zur Verbundenheit zurückzukehren. Sie können den Wiederherstellungsprozeß nur im ventral-vagalen Zustand initiieren. Manchmal können Sie den Bruch nur erkennen und benennen, und Sie müssen später darauf zurückkommen, wenn Sie den Weg zurück zur Regulation finden, und die Wiederherstellung so zum Abschluß bringen. Manchmal müssen wir der anderen Person Zeit lassen, damit sie sich so reguliert fühlen kann, daß sie zur Wiederherstellung der Beziehung bereit ist.

Die natürlichen und absehbaren Gezeiten von Bruch und Wiederherstellung in unseren Beziehungen bilden die Grundlage für starke und resiliente Verbindungen. Sie nach einem Beziehungsbruch wiederherzustellen ist manchmal schwierig, oft schmerzhaft und eine Übung, in deren Ausführung wir Geschick entwickeln müssen, weil es um die Rückkehr in die Sicherheit der Verbundenheit geht.

TEIL IV

Kreativität

Wir sind aktive Nutzer unseres Nervensystems

Die Veränderungen des autonomen Zustandes, die in Reaktion auf die alltäglichen Herausforderungen bei uns eintreten, sind normal und zu erwarten. Daß wir jeden Tag viele Male in den Zustand der Regulation eintreten und ihn wieder verlassen, ist ein normaler Bestandteil unseres Menschseins. Tatsächlich geht es auch nicht darum, sich permanent im Zustand der Regulation zu befinden; wichtiger ist, daß wir erkennen können, wenn wir aus ihm herausgerissen werden, und daß wir dann in der Lage sind, den Weg zurück in die Sicherheit zu finden. Unsere Arbeit zielt auf die Entwicklung der Fähigkeit, mit den kleinen alltäglichen Zustandsveränderungen fertig zu werden, und jener Flexibilität und Resilienz, die wir brauchen, um auch extremeren Veränderungen besser begegnen zu können.

Wie wir unseren Alltag erleben, unterliegt dem Einfluß unseres Nervensystems. Überzeugungen, Verhaltensweisen und Körperreaktionen basieren auf unseren autonomen Zuständen. Physiologie und Psychologie sind eng miteinander verbunden. Unser autonomer Zustand und unsere Erzählung hängen eng zusammen. Das Autonome Nervensystem wird durch unsere frühen Erlebnisse geprägt und durch die laufenden Geschehnisse immer wieder verändert. Aus Sicht unseres Nervensystems ist es absolut plausibel und sogar voraussagbar, wie wir uns auf Menschen, Orte und Dinge zu- und von ihnen wegbewegen. Durch Kooperation mit unserem Autonomen Nervensystem können wir anders mit unserem Alltag umgehen und neue Erzählungen über Sicherheit und Verbundenheit entwickeln.

Im Alltag werden wir ständig mit Herausforderungen konfrontiert. Unser Autonomes Nervensystem reagiert im Tagesverlauf blitzschnell und sorgt so dafür, daß wir Gefahren überleben und in sicheren Situationen gedeihen. Wenn wir besser in der Lage sind, im ventral-vagalen Zustand der Regulation verankert zu bleiben, und es uns leichter fällt, aus Zuständen der Dysregulation zur Regulation zurückzufinden, stellen wir fest, daß wir uns sicher fühlen und zur inhärenten Weisheit unseres Autonomen Nervensystems besser in Kontakt treten können. Mit der Zeit entwickeln sich neue Fertigkeiten zu zuverlässigen Ressourcen. Wir fühlen uns dann kompetenter und zuversichtlicher und erleben das Wohlbefinden, das für das Leben in einem integrierten Körper-Geist-System charakteristisch ist. Als aktive Nutzer unseres Nervensystems können wir den Herausforderungen des Alltagslebens gleichmütig entgegentreten – verankert in der Sicherheit unseres ventral-vagalen Zustandes.

Stretch to Stress

Zu lernen, der Weisheit des Autonomen Nervensystems zuzuhören und Herausforderungen adäquat zu dosieren, ist die Grundlage jeder konstruktiven Veränderung. Das Autonome Nervensystem funktioniert nicht nach dem Prinzip *No pain – No gain*. Statt zu versuchen, eine schwierige Situation allein mit Hilfe von Kraft und Ausdauer zu bewältigen, sollten wir besser Aktivitäten nutzen, die unser System auf neue Art beeinflussen, während wir an unserer Verankerung im ventral-vagalen Zustand festhalten. Indem wir untersuchen, was unser System erweitert und was es belastet, können wir das Maß an Herausforderung finden, das die Entstehung neuer Muster fördert und die bereits bestehenden Muster vertieft.

Stellen Sie sich den Stretch-to-Stress-Prozeß als zwei Halbkreise und eine Mittellinie vor. Auf der Seite, die Sicherheit repräsentiert, dehnen wir uns und genießen; auf der anderen Seite der Mittellinie befinden wir uns im Bereich des Streß und später des Überlebens.

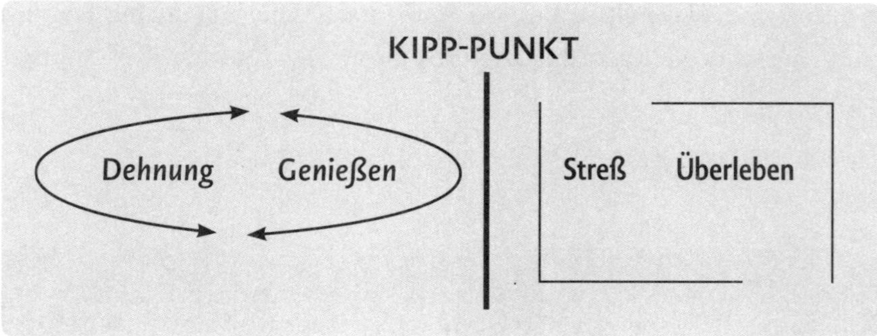

- Zeichnen Sie zwei Halbkreise (Sie können dazu Farbstifte benutzen), und beschriften Sie diese mit Wörtern, die Sie für Dehnung, Genießen, Streß und Überleben benutzen wollen.
- Fügen Sie eine Mittellinie in die Zeichnung ein, und benennen Sie auch diese. Das ist der Punkt, wo Sie erkennen, daß Sie die Sicherheit des ventral-vagalen Zustandes verlassen und sich in den Bereich überlebenssichernder Energie begeben.
- Wählen Sie eine Situation, in der Sie etwas Neues ausprobiert oder etwas Vertrautes anders als bisher anzugehen versucht haben. Orten Sie das, was geschehen ist, in Ihrem Kontinuum. Es geht darum, vorsichtig ein neues Muster zu entwickeln und etwas Zeit auf seine Vertiefung zu verwenden. Sind Sie dabei auf der Dehnen-und-Genießen-Seite geblieben oder über die Mittellinie in den Bereich von Streß und Überleben gewechselt? Im letzteren Fall sind Sie nicht mehr damit beschäftigt, ein neues Muster zu entwickeln, sondern Sie bewegen sich im Sinne eines alten Schutzmusters.
- Denken Sie an etwas, das Sie umformen möchten, und benutzen Sie die Stretch-to-Stress-Methode für die Entwicklung eines entsprechenden Plans. Spielen Sie mit den Veränderungen, die dafür sorgen, daß Sie im Dehnen-und-Genießen-Bereich verankert bleiben. Stellen Sie fest, was Sie zu Ihrer Mittellinie bringt. Finden Sie heraus, wodurch Sie in den Streß-und-Überleben-Bereich wechseln.

Kommen Sie auf die Stretch-to-Stress-Übung zurück, wenn Sie an einer Veränderung arbeiten, weil Sie feststellen wollen, wo Sie sich aktuell befinden.

Ihre autonome Weisheit ist bei der Suche nach einer adäquaten Herausforderung, die einer Veränderung zugute kommt, von zentraler Bedeutung.

Einen ventral-vagal inspirierten Raum kreieren

In Umgebungen, die Verbundenheit fördern und zur Belebung ventral-vagaler Energie inspirieren, werden wir genährt. In Räumen, in denen es viele Anzeichen für Sicherheit gibt – Räumen, die uns einladen, einzutreten und eine Weile darin zu bleiben –, nähern wir uns dem Wohlbefinden. Ventral-vagale Räume sind von Überfluß erfüllt, was aber nicht bedeutet, daß sie mit vielen Dingen gefüllt sind. Überfluß empfinden wir nicht aufgrund der Gegenwart von Dingen, sondern aufgrund der Präsenz unseres ventral-vagalen Zustandes. Suchen Sie nach einem ausgewogenen Verhältnis zwischen offenen und gefüllten Räumen, das zu einem ventral-vagalen Gefühl des Überflusses führt.

- Hören Sie Ihrem Autonomen Nervensystem zu, und nehmen Sie bewußt wahr, was in Ihrer Umgebung vor sich geht. Schauen Sie sich dort, wo Sie sich aufhalten, um, und stellen Sie fest, ob es dort Orte gibt, die bei Ihnen ein Gefühl der Regulation und Verbundenheit hervorrufen, und Objekte, die Sicherheit, Zufriedenheit und Wärme fördern. Identifizieren Sie insbesondere, was an diesen Orten und Dingen Sie in den ventral-vagalen Zustand versetzt.
- Schauen Sie sich um, und stellen Sie fest, wo Ihr sympathisches und dorsal-vagales System aktiviert werden. Was weckt diese autonomen Zustände auf? Achten Sie auf Orte und Objekte, die bei Ihnen Unbehagen hervorrufen. Stellen Sie fest, was für sie charakteristisch ist.
- Stellen Sie eine Liste von Orten und Dingen in Ihrer Umgebung zusammen, die bei Ihnen ein Gefühl der Sicherheit und Verbundenheit wecken.

Identifizieren Sie, welche konkreten Qualitäten Ihr Nervensystem als regulierend und stärkend empfindet.

- Entwickeln Sie Neugier gegenüber dem Möglichen. Halten Sie nach einem Ort (einem Raum, einer Ecke oder auch nur einem Regal) Ausschau – nach etwas, das für Sie zu einem Ort ventral-vagaler Inspiration werden könnte. Suchen Sie Objekte aus, die Ihr ventral-vagales System zum Leben erwecken.
- Nehmen Sie kleine Veränderungen vor, und verfolgen Sie die Reaktionen Ihres autonomen Zustandes auf sie. Vergessen Sie nie, daß sich kurze Augenblicke summieren und zu einem Kipp-Punkt werden können. Halten Sie nach dem Moment Ausschau, in dem Sie sich in einem Raum willkommen geheißen fühlen. Halten Sie dann inne, und nehmen Sie dieses Gefühl in sich auf.
- Nutzen Sie, was Sie gelernt haben, um Ihre Umgebungen so zu beeinflussen, daß Sie von ventral-vagaler Energie erfüllt werden und sich behaglich fühlen.

Autonome Prüfsteine

Prüfsteine sind Objekte oder Empfindungen, die für uns eine persönliche Bedeutung haben, die uns mit ventral-vagaler Energie verbinden und uns helfen, uns dort gehalten zu fühlen. Wenn uns stets Prüfsteine zur Verfügung stehen, erinnert uns das an die voraussehbare Präsenz ventral-vagaler Energie in unserem Leben und an unsere Fähigkeit, uns um diese Verbindung zu bemühen.

- Stellen Sie fest, welche Objekte Ihnen ventral-vagale Energie zuführen, und plazieren Sie diese Objekte an Orten, an denen Sie sich im Tagesverlauf aufhalten.

- Finden Sie heraus, welche Gerüche (ganz gleich, ob es sich um einen speziellen Geruch oder um verschiedene Gerüche handelt) Sie in den ventral-vagalen Zustand versetzen, und bemühen Sie sich, diese Gerüche in Ihre Umgebung zu bringen.
- Achten Sie darauf, welche Dinge, die Sie stets bei sich tragen, Ihnen verläßlich das Gefühl vermitteln, im ventral-vagalen Zustand verankert zu sein. Und greifen Sie an Tagen, an denen Sie sich in dieser Energie gehalten fühlen wollen, auf diese Dinge zurück.

Prüfsteine zu finden ist ein Prozeß, dem Sie sich permanent widmen müssen. Halten Sie Ausschau nach neuen Prüfsteinen, und geben Sie alte auf. Plazieren Sie sie in Ihrem Heim und an Ihrem Arbeitsplatz. Besorgen Sie sich ein paar Prüfsteine, die Sie leicht mitnehmen können oder in die Sie sich einhüllen können, wenn Sie eine Situation kommen sehen, die Sie für eine große Herausforderung halten.

Drei Zustände – drei Dinge

Objekte, die unsere drei autonomen Zustände repräsentieren, ermöglichen uns, diese Zustände zu charakterisieren, die Eigenarten jedes dieser Zustände auf eine neue Art zu verstehen und die Beziehungen zwischen den autonomen Zuständen zu erforschen.

- Wählen Sie je ein Objekt zur Repräsentation Ihrer drei autonomen Zustände. Achten Sie darauf, was Sie dazu veranlaßt hat, genau diese Objekte auszuwählen. Hören Sie sich an, welche Geschichte jedes der Objekte zu erzählen hat.
- Experimentieren Sie mit verschiedenen Arten, Ihre drei Objekte zu plazieren: Legen Sie sie nebeneinander; legen Sie sie aufeinander; verändern

Sie den Abstand zwischen Ihnen; nehmen Sie das Objekt für den ventralvagalen Zustand weg und legen Sie es dann wieder hinzu. Lassen Sie sich von Ihrer Imagination leiten, lassen Sie Ihr Nervensystem sprechen, und lassen Sie Ihr Gehirn das Erlebte in Worte fassen.

- Bewahren Sie Ihre drei Objekte so auf, daß Sie sie jederzeit leicht erreichen können. Wenn Sie das Gefühl haben, sich in einem regulierten Zustand zu befinden, können Sie die Objekte so anordnen, daß sie dieses Erlebnis repräsentieren. Falls Sie sich dysreguliert fühlen, können Sie durch die Anordnung der Objekte Ihren dysregulierten Zustand veranschaulichen und die Anordnung anschließend so verändern, daß sie den Zustand der Regulation repräsentiert. Achten Sie auf Veränderungen Ihres Erlebens. Spüren Sie die Veränderungen Ihres Zustandes und Ihrer Erzählung, wenn Sie die Objekte anders anordnen. Finden Sie den Weg zum ventralvagalen Zustand, und verankern Sie sich darin.

Nährende Klanglandschaften

Klang ist eine der Kräfte, die am stärksten die Neurozeption aktivieren. Unser Nervensystem reagiert naturgemäß auf Klänge und Geräusche. Wir sind in jedem Moment auf der Suche nach Geräuschen, die bestätigen, daß wir in Sicherheit sind. Die vielen akustischen Wellen, die uns ständig umgeben, schaffen eine *Klanglandschaft* aus Klängen und Geräuschen, die auch Klangmarkierungen *(soundmarks)* genannt werden – mit den für einen bestimmten Ort charakteristischen und von uns mit ihm assoziierten Klängen und Geräuschen.

- Stimmen Sie sich auf Ihre Klanglandschaft ein. Hören Sie den Klang, der Ihnen am nächsten ist. Stellen Sie anschließend fest, welcher Klang am weitesten von Ihnen entfernt ist. Hören Sie auch, was im Raum zwischen diesen beiden Klängen vor sich geht. Wohin auf Ihrer autonomen Landkarte führt Sie Ihre Klanglandschaft?

- Stellen Sie im Tagesverlauf fest, wie Ihr Nervensystem auf unterschiedliche Klanglandschaften reagiert.
- Achten Sie in Ihren Klanglandschaften insbesondere auf Klangmarkierungen. Stellen Sie fest, welche darunter eine überlebenssichernde Reaktion auslösen und welche Ihren ventral-vagalen Zustand beleben.
- Nutzen Sie, was Sie über Klänge und Geräusche und Ihr Nervensystem gelernt haben, um in Ihrer Klanglandschaft den Aspekt der Sicherheit zu fördern. Suchen Sie nach Möglichkeiten, sich weniger stark dysregulierend wirkenden Klängen und Geräuschen auszusetzen, und erleben Sie aktiv regulierend wirkende Klänge und Geräusche.

Die Musik unserer autonomen Zustände

Musik umgibt uns ständig und beeinflußt uns physiologisch und emotional. Sie ruft nicht nur eine ventral-vagale Reaktion hervor, sondern ermöglicht uns paradoxerweise auch, gefahrlos zu unserem sympathischen und dorsalvagalen Zustand in Verbindung zu treten und ihn sogar zu genießen. Durch Musik können wir unsere Verbindung zum ventral-vagalen Zustand vertiefen und zu dem in sympathisch und dorsal-vagal geprägten Augenblicken zutage tretenden Leiden Kontakt herstellen, das uns andernfalls überwältigen könnte. Musik ermöglicht uns, uns leichtfüßig in der autonomen Hierarchie zu bewegen.

- Stellen Sie verschiedene Arten von Playlists zusammen. Sammeln Sie Songs, die Sie in einen Zustand sicherer Verbundenheit mit Ihren drei autonomen Zuständen versetzen. Wählen Sie für Ihre »ventral-vagale« Play-

list Songs, die das ganze Spektrum ventraler Reaktionen abdecken (Ruhe, Begeisterung, Leidenschaft, Mitgefühl, Verbundenheit, Interesse, Feststimmung, Freude, Beruhigung, Erholung). Stellen Sie Playlists zusammen, die Ihnen ermöglichen, Augenblicke der Dysregulation zu rekapitulieren, während Sie zu Ihrem sympathischen und dorsal-vagalen überlebenssichernden Zustand in Kontakt treten. Wählen Sie Musik aus, die alle Nuancen von Angst, Wut, Kollaps und Unverbundenheit zum Ausdruck bringt.
- Stellen Sie Musikstücke aus den verschiedenen Playlists so zusammen, daß Sicherheit repräsentierende Songs mit solchen, die das Überleben ausdrücken, abwechseln. Beim Anhören solch einer Playlist erinnert Sie ein stetiges Eintreten und Verlassen von autonomen Zuständen daran, daß Ihr Nervensystem flexibel und deshalb in der Lage ist, sich im Zustand der Sicherheit zu verankern.
- Nutzen Sie Ihre Playlists, um Ihre autonomen Zustände zu erforschen und zu genießen. Hören Sie die Musik zusammen mit anderen, und erleben Sie so die Freude gemeinsamen Anhörens von Musik.

Erinnerung an Momente der Sicherheit

In dieser Übung helfen Klänge/Geräusche, Gerüche, Energie, bildliche Vorstellungen und Erzählungen, sich an einen Augenblick der Verbundenheit zu erinnern und ihn zu vertiefen.

- Kehren Sie im Geiste in einen Augenblick ventral-vagaler Verbundenheit zurück. Nutzen Sie bildliche Vorstellungen, Farben, Klänge/Geräusche, Gerüche, Energie und andere mentale Phänomene, um solch einen Augenblick wieder zum Leben erwachen zu lassen. Hören Sie sich die den Augenblick begleitende Erzählung an.

- Verändern Sie nun etwas, und vertiefen Sie so Ihr Erleben von Sicherheit und Verbundenheit. Wie wirkt sich das auf die Erzählung aus? Verwenden Sie ein wenig Zeit darauf zuzuhören.
- Nehmen Sie weitere kleine Veränderungen vor, und hören Sie sich immer wieder an, wie sich dies auf die Erzählung auswirkt, bis Sie damit zufrieden sind, wohin Ihr Körper und Ihr Gehirn Sie geführt haben.

Durch Atmung in die Sicherheit gelangen

Ein Zustand autonomer Regulation und eine Erzählung über Sicherheit entstehen, wenn Herz und Atmung harmonieren. Diese Synchronisierung zu erreichen ist eine Funktion der Vagusbahnen. Zwar ist das Atmen ein autonomer Prozeß ohne Beteiligung bewußter Aufmerksamkeit, doch können wir die Atmung auch bewußt beeinflussen.

In der Regel atmen wir ungefähr 18 Mal pro Minute, 25 902 Mal am Tag, 9 460 800 Mal im Jahr, und wenn wir 80 Jahre alt sind, haben wir ungefähr 756 864 000 Mal geatmet. Und jeder dieser Atemzüge gibt uns Gelegenheit, unser Nervensystem in Richtung von Sicherheit und Verbundenheit zu beeinflussen.

Obwohl wir normalerweise automatisch und ohne darüber nachzudenken atmen, können wir auch ganz bewußt atmen und auf diese Weise unser Nervensystem beeinflussen. Wenn wir die Aufmerksamkeit auf die Atmung fokussieren, wird die Atemfrequenz oft verlangsamt, und wir atmen tiefer. Legen wir beim Atmen die Hände auf die Brust, den Bauch oder seitlich auf die Rippen, so wird uns der Atemzyklus bewußter, und oft verändern sich die Atemfrequenz und der Atemrhythmus. Bei Atemübungen sollten Sie grundsätzlich sehr vorsichtig sein. Ihr Nervensystem hat eine bestimmte Art zu atmen entwickelt, die Ihnen zu überleben geholfen hat. Indem wir unsere Atmung verändern, verändern wir unseren autonomen Zustand.

Es gibt viele Atemmuster. Die Atmung kann ruhig und rhythmisch fließen oder sprunghaft und gestreßt wirken. Atemrhythmen beeinflussen unsere Physiologie unterschiedlich und ermöglichen uns, autonome Reaktionen direkt zu beeinflussen.

- Kartieren Sie die vielen Arten zu atmen, die Sie täglich nutzen, mit Hilfe der autonomen Hierarchie. Stellen Sie zunächst fest, wie Sie im ventral-vagalen, sympathischen und dorsal-vagalen Zustand atmen. Experimentieren Sie mit verschiedenen Atemmustern, und achten Sie dabei darauf, wie diese sich jeweils auf Ihren autonomen Zustand auswirken. Identifizieren Sie mobilisierend, beruhigend, isolierend und verbindend wirkende Arten zu atmen.
- Finden Sie heraus, wo in Ihrem Körper Sie Atembewegungen spüren. Bereiche, in denen Menschen am häufigsten Ihren Atem spüren, sind der Bauch, der Brustkorb, das Herz, die Kehle, der Bereich direkt unter dem Brustbein, die Seiten des Brustkorbs und der Unterrücken. Wählen Sie zwei Bereiche aus, auf die Sie jeweils eine Hand legen. Spüren Sie beim Ein- und Ausatmen die Bewegung des Atems zwischen Ihren Händen. Stellen Sie fest, wo Sie den Fluß der Atmung zwischen Ihren beiden Händen am besten spüren.
- Entwickeln Sie ein Mantra. Im Rahmen von Achtsamkeitsübungen werden häufig Mantras benutzt, um die Aufmerksamkeit auf die Atmung zu fokussieren. Wählen Sie je ein Wort oder einen Ausdruck für das Einatmen und das Ausatmen, um Ihr Gewahrsein auf das Empfinden der aufsteigenden und abfallenden Energie zu richten (»mobilisieren«, »beruhigen«), als Bezeichnung für das Empfinden der Verbindung nach innen und nach außen (»sich einstimmen«, »sich öffnen«) und für die Bewegung zwischen Aktivität und Ausruhen (»aufmerksam«, »friedlich«). Nehmen Sie wahr, wie Ihr Autonomes Nervensystem und Ihr Atem miteinander verbunden sind. Lassen Sie sich bei der Suche nach entsprechenden Wörtern und Ausdrücken von Ihrer Atmung und Ihrem Körper geleiten.
- Atmen Sie ein, und führen Sie gleichzeitig Bewegungen (Armbewegungen oder Ganzkörperbewegungen) aus, die dem Ein- und Ausatmen folgen. Achten Sie darauf, wie sich Ihre Bewegungen verändern, wenn sich

Ihre Atmung verändert. Suchen Sie nach einem Atemmuster, das Sie als erholsam empfinden, und entwickeln Sie eine tägliche Übung, bei der Sie Atmung und Bewegung koordinieren.

Die Macht eines Seufzers

Seufzen wirkt wie eine Art Reset auf das Atemsystem. Es beeinflußt unseren physiologischen Zustand und die sich manifestierende Erzählung. Menschen seufzen Stunde um Stunde viele Male, und spontanes Seufzen zeigt, daß sich unser Autonomes Nervensystem um Regulation bemüht. Wir können auch absichtlich seufzen, um einen überlebenssichernden Zustand für einen Augenblick zu unterbrechen oder das Verankertsein in Sicherheit zu erleben. Machen Sie sich bewußt, wann Sie spontan seufzen, weil sich Ihr autonomes System um Regulation bemüht. Gewöhnen Sie sich an, darauf zu achten. Verwenden Sie ein wenig Zeit darauf, die Weisheit Ihrer Biologie aktiv zu würdigen.

- Experimentieren Sie mit verschiedenen Arten des Seufzens – tief oder flach, laut oder leise, durch die Nase oder durch den Mund. Achten Sie bei jedem Seufzer auf subtile Veränderungen Ihres Zustandes und Ihres Denkens.
- Treten Sie zu einem Moment des dorsal-vagalen Kollaps in Kontakt, und stoßen Sie einen Seufzer der Verzweiflung aus.
- Treten Sie in einen Augenblick sympathischer Mobilisierung ein, und atmen Sie einen Seufzer der Frustration aus.
- Versetzen Sie sich zum Abschluß in die regulierte Energie des ventral-vagalen Zustandes, und atmen Sie einen Seufzer der Erleichterung darüber aus, daß Sie den Weg zu diesem Zustand gefunden haben. Verweilen Sie

an diesem Ort der Sicherheit und Verbundenheit, und atmen Sie einen Seufzer der Zufriedenheit aus.

- Machen Sie es sich zur Gewohnheit, in einer schwierigen Situation zu seufzen: Seufzen Sie, wenn Sie sich in dorsal-vagaler oder sympathischer überlebenssichernder Energie gefangen fühlen. Die kleine Unterbrechung kann die Rückkehr in den Zustand der Regulation einleiten.
- Seufzen Sie, um einen Zustand der Regulation zu vertiefen und eine Erzählung über Wohlbefinden zu fördern.

Selbstberührung stärkt das Gefühl der eigenen Sicherheit

Wir alle berühren uns im Laufe eines Tages viele Male selbst. Wenn wir uns in einem bestimmten Augenblick besonders bewegt fühlen, legen wir eine Hand auf unser Herz, und wenn wir uns gestreßt fühlen, halten wir uns den Kopf. Wir wringen auch die Hände und massieren unsere müden Füße. Berührungen können unsere überlebenssichernden Reaktionen aktivieren und uns helfen, uns in Sicherheit zu verankern.

Experimentieren Sie mit Selbstregulation durch Selbstberührung und beschäftigen Sie sich dabei mit den folgenden Fragen. Notieren Sie anschließend auf der Berührungskarte auf der nächsten Seite, was Sie herausgefunden haben.

- Welche Art von Selbstberührung fördert ein Gefühl von Sicherheit und Regulation? Welche ruft ein Gefühl sympathischer Belastung hervor? Welche führt zu dorsal-vagaler Empfindungstaubheit?
- Welche Arten von Berührung vertiefen Ihr Gefühl von Sicherheit, und was hilft Ihnen, sich aus überlebenssichernden Zuständen zu befreien?
- Erforschen Sie unterschiedliche Arten von Berührung (fest, leicht, stetig,

SELBSTBERÜHRUNGSKARTE

ventral	vertieft	
	aktiviert	
sympathisch	verändert	
	aktiviert	
dorsal	verändert	
	aktiviert	

intermittierend, sich bewegend, statisch) und wie sich diese auf verschiedene Körperbereiche auswirken.

- Eine Möglichkeit, das Erlebnis zu vertiefen, besteht darin, Worte mit Berührungen zu verbinden. Kombinieren Sie Worte mit der Art von Selbstberührung, die Ihnen hilft, sich in Sicherheit und Regulation zu verankern.

Energie und Aktivität

Auf das Autonome Nervensystem einwirkende Aktivitäten umfassen ein von passiv bis aktiv reichendes Spektrum. In manchen Situationen ist es die richtige Entscheidung, darüber nachzudenken, sich zu bewegen, sich eine Verbindung zu einem Freund zu vergegenwärtigen oder einfach in den Himmel zu schauen; in anderen Situationen müssen wir handeln, unseren

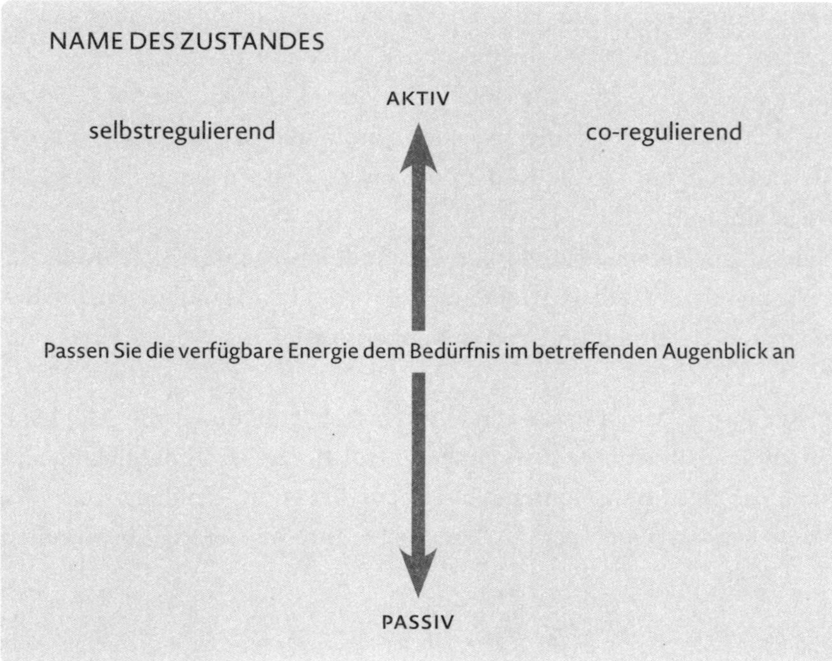

Körper bewegen oder uns in die Welt hinaus begeben und uns um soziale Verbundenheit bemühen. Wir brauchen eine Anzahl von Möglichkeiten, um unser Handeln auf die Energie abstimmen zu können, über die wir in einem bestimmten Moment verfügen. Wir brauchen Ressourcen, die uns im Falle eines dorsal-vagalen Immobilisierungskollaps ermöglichen, unsere Energie zu regenerieren; wir brauchen Möglichkeiten, unsere Energie zu organisieren, wenn wir die hektische Aktivität des sympathischen Zustandes spüren; und wir brauchen Möglichkeiten, aktiv zu werden, die unser Gefühl der Regulation vertiefen, wenn wir in der Sicherheit des ventral-vagalen Zustandes verankert sind.

- Legen Sie für jeden der drei autonomen Zustände eine Karte an. Notieren Sie jeweils auf der linken Seite selbstregulierend wirkende Handlungen und rechts co-regulierende Handlungen.
- Benennen Sie Ihren autonomen Zustand oben im Energie-und-Aktivitäten-Diagramm. Dazu können Sie entweder die physiologische Bezeich-

nung (dorsal-vagal, sympathisch, ventral-vagal) benutzen oder einen Namen wählen, der für Sie eine besondere Bedeutung hat.

- Geht es um den sympathischen oder dorsal-vagalen Zustand, bewegen Sie sich entlang der Linie zwischen passiv und aktiv, und identifizieren Sie Handlungen, die Sie in den ventral-vagalen Zustand der Regulation zurückführen.
- Geht es um den ventral-vagalen Zustand, bewegen Sie sich an der Linie zwischen passiv und aktiv entlang und benennen Handlungen, die Ihr Erleben von Sicherheit und Verbundenheit vertiefen.

Ihre Kartierung von Energie und Aktivitäten gibt Ihnen die Möglichkeit, leicht zu einer Ressource in Kontakt zu treten, die dem Energiebereich entspricht, der mit Ihren momentanen Bedürfnissen im Einklang steht. Wenn Sie neue Ressourcen entdecken, können Sie Ihre Kartierung überarbeiten.

Ein Ressourcen-Menü entwickeln

Wir lesen jeden Tag von Möglichkeiten, Ruhe zu finden, gesund zu werden und Selbstfürsorge zu betreiben, und doch haben wir oft das Gefühl, daß uns alle diese Empfehlungen nicht weiterhelfen. Statt Empfehlungen anderer zu folgen, können wir aber auch eigene Alternativen entwickeln, ausgehend von dem Prinzip, daß es keine richtige oder falsche Art, in einen Zustand der Regulation zu gelangen, gibt. Unsere Bemühungen zielen darauf ab, uns in das einzustimmen (bzw. es zunächst einmal zu entdecken), was unseren autonomen Bedürfnissen entspricht. Wir stellen unser Ressourcen-Menü nicht anhand dessen, was jemand anders uns als nützlich anpreist, zusammen, sondern indem wir uns an unserem eigenen inneren Erleben orientieren. Was das eine Nervensystem nährt, ist für ein anderes ein Gefahrensignal. Was uns in diesem Moment wie eine zu große Herausforderung erscheint, ist in einem anderen genau richtig. Wenn wir ein auf uns persönlich abgestimmtes Auswahlspektrum zusammenstellen, das zahlreiche Pfade umfaßt, entwickeln wir ein flexibleres Reaktionsmuster, und unser Autonomes Nervensystem wird zuverlässiger und leichter in Sicherheit verankert.

Ein Ressourcen-Menü umfaßt eine Vielzahl von Optionen, was uns hilft, die im gegenwärtigen Augenblick passende Möglichkeit zu finden.

- Entscheiden Sie, wie Sie Ihr Menü zusammenstellen wollen. Sie können das in Form einer simplen Liste oder einer farbigen Graphik tun.
- Beziehen Sie alle Übungen ein, die Ihnen helfen, den Weg zum ventralvagalen Zustand zu finden und sich darin zu verankern. Arrangieren Sie diese auf eine Weise, die Ihnen in Ihrer konkreten Situation weiterhilft. Sie können die verschiedenen Möglichkeiten aber auch den drei autonomen Zuständen zuordnen oder zwischen Dingen, die Sie allein tun, und solchen, an denen andere Menschen beteiligt sind, unterscheiden, oder zwischen Aktivitäten in der Welt und zu Hause ausführbaren differenzieren, und schließlich können Sie Ihre Optionen anhand des jeweils erforderlichen Aufwandes an Zeit und Mühe sortieren.
- Nutzen Sie die Liste Ihrer Möglichkeiten, um für einen bestimmten Tag einen Plan zu entwickeln. Stellen Sie fest, welche Aktivitäten Ihnen im Hinblick auf den vor Ihnen liegenden Tag als attraktiv erscheinen.
- Ziehen Sie die Liste Ihrer Möglichkeiten zu Rate, wenn Sie eine in der gegenwärtigen Situation nutzbare Ressource suchen.

Ein autonomes Abenteuer planen

Was nehmen Sie mit, wenn Sie das Haus verlassen? Wasser? Einen Snack? Ihre Geldbörse? Ihr Handy? Welche Gegenstände brauchen Sie unbedingt, um sich für einen Ausflug in die Welt bereit zu fühlen? So wie wir entscheiden, was wir mitnehmen, wenn wir das Haus verlassen, können wir Objekte auswählen, Vorstellungsbilder produzieren und Intentionen festlegen, wenn wir uns in eine vermutlich schwierige Situation oder einfach in den Fluß des Alltags begeben.

Stellen Sie sich den vor Ihnen liegenden Tag vor. Was hilft Ihnen, den Tag in einem Zustand der Regulation durchzustehen?

- Wählen Sie ein Objekt, das Sie mit sich führen können, das die Energie der Sicherheit und Regulation verkörpert. (Ich selbst habe oft einen Kiesel vom Strand bei mir.)
- Sehen Sie sich als in Ihrem ventral-vagalen Zustand verankert.
- Schreiben Sie einen Satz auf, der Sie daran erinnert, daß der Zustand ventral-vagaler Sicherheit und Verbundenheit Ihrer Natur entspricht und daß Sie jederzeit in diesen Zustand eintreten können.

Wenn Ihnen klar ist, daß Sie an einem Tag eine etwas schwierigere Situation erleben werden, dann schenken Sie Objekten, Vorstellungsbildern und Intentionen, die dafür sorgen, daß Sie in Sicherheit verankert bleiben, besondere Aufmerksamkeit. Ganz gleich, ob Ihnen ein normaler oder ein besonders schwieriger Tag bevorsteht, machen Sie sich in jedem Fall klar, was sich in Ihrem unmittelbaren Umfeld befinden sollte, und verhalten Sie sich diesem Gewahrsein entsprechend.

TEIL V

Vertiefen

Klein und oft

Das Autonome Nervensystem lernt durch Erleben etwas über die Welt, wobei frühe Erlebnisse das Nervensystem formen und spätere es laufend verändern. So wie mit dem Gehirn, das sich in Reaktion auf unser alltägliches Erleben permanent verändert, verhält es sich auch mit dem Autonomen Nervensystem. Veränderung ist kein isoliertes Ereignis, sondern ein lebenslanger Prozeß, und auch die Reorganisation des autonomen Zustandes findet unablässig statt. Zu Veränderungen des autonomen Zustandes kommt es, wenn wir kleine Handlungen immer wieder ausführen. Kleine und oft flüchtige ventral-vagale Augenblicke akkumulieren sich und erzeugen im Laufe der Zeit eine neue Grundlage für das Wohlbefinden, die es uns erleichtert, der Sogwirkung alter Muster zu widerstehen. Die Hoffnung weckende Botschaft der Polyvagal-Theorie lautet, daß regelmäßig sich wiederholende Erlebnisse unser Nervensystem neu formen. In vom Zustand der Regulation und Sicherheit bestimmten Situationen sind wir im ventral-vagalen Zustand verankert und fühlen uns wohl, während wir uns durch die Welt bewegen. Fühlen wir uns hingegen überwältigt und erscheint es uns als unmöglich, den Zustand der Regulation zu erreichen, halten wir nach Mikro-Augenblikken der Sicherheit und Verbundenheit Ausschau. Beide Arten des Erlebens schaffen und vertiefen Pfade zur Sicherheit.

Die Schritte des Entdeckens, Tuns und Vertiefens führen uns zu einer stärkeren und zuverlässigeren Verbindung zu Sicherheit und Regulation.

Entdecken

Unser Autonomes Nervensystem kennt intuitiv den Weg, der zum Zustand der Sicherheit und Regulation zurückführt, und wir alle können uns dieses Erlebnis auf unsere eigene Weise erschließen. Wir personalisieren die Übung, indem wir verschiedene Arten, zum ventral-vagalen Zustand in Verbindung zu treten, ausprobieren, und dann eine Kombination von Übungen entwickeln, die uns helfen, gefahrlos den Zustand der Regulation zu erreichen.

Tun

Durch Geduld und Beharrlichkeit stärken wir unsere Verbindung zum ventral-vagalen Zustand der Sicherheit und Regulation. Vielen von uns fällt es sehr schwer, Geduld zu haben. Weil dies nur in einem Zustand ventral-vagaler Regulation möglich ist, ist schon das Sich-Erinnern an die Notwendigkeit, Geduld aufzubringen, ein Teil der Übung. Mit Beharrlichkeit vergegenwärtigen wir uns immer wieder die Macht alter Muster und kehren wir immer wieder zu den einfachen Übungen zurück, die uns mit Sicherheit in Verbindung bringen.

Vertiefen

Kurze Augenblicke bringen unser Nervensystem einem Kipp-Punkt näher und führen zu einer umfassenden Veränderung. Neue Erzählungen verwurzeln sich. Im Hintergrund erzeugt das Autonome Nervensystem mittels habitueller Reaktionsmuster Erzählungen. Unsere sympathischen und dorsal-vagalen überlebenssichernden Energien entwickeln Erzählungen über Mangel. Wenn wir tiefer in neue Muster eintreten und die Stabilität des ventral-vagalen Zustandes der Sicherheit spüren, hören wir eine Erzählung über Reichtum.

Die Macht der Glimmer

Glimmer sind Mikro-Augenblicke ventral-vagalen Erlebens, die ständig im Alltag auftauchen, aber oft unbemerkt bleiben. Ein Glimmer kann ein freundliches Gesicht, das Hören eines beruhigenden Klangs oder der Anblick von etwas, das uns Freude macht, sein. Solche winzigen Momente beeinflussen unsere Systeme sanft und bewegen sie doch nachdrücklich in Richtung Wohlbefinden. Glimmer werden leicht übersehen, weil das menschliche Gehirn negativen Ereignissen mehr Aufmerksamkeit als positiven schenkt. Haben wir jedoch erst einmal gelernt, auf Glimmer zu achten, finden wir sie überall und entdecken immer mehr. Unser Leiden wird nicht verringert, wenn wir Glimmer erkennen. Sie erinnern uns allerdings daran, daß unsere Nervensysteme sich gleichermaßen in Zuständen der Dysregulation und der Regulation befinden können – daß unsere Tage von Schwierigkeiten geprägt sein können, daß wir aber auch den Funken ventral-vagaler Sicherheit spüren können. Manchmal empfinden wir schon das bloße Bemühen, den Tag zu bewältigen, als autonome Herausforderung. Dies sind *Glimmertage*, an denen uns die Wahrnehmung von Mikro-Momenten ventral-vagaler Energie helfen kann, in einen Zustand der Regulation und der Bereitschaft zur Verbundenheit einzutreten.

So wunderbar es ist, die eigenen Glimmer bewußt zu beobachten, und obwohl dies zweifellos den Prozeß der Neuorganisation verstärkt, besteht die Magie der Glimmer darin, daß sich diese Mikro-Momente selbst dann, wenn wir ihrer nicht ständig bewußt sind, akkumulieren und uns physischem und psychischem Wohlbefinden näherbringen. In einem bestimmten Augenblick spüren wir, daß sich etwas ändert. Wir nehmen eine winzige Veränderung im Körper wahr. Uns fällt ein Gedanke auf, der einen Hauch von Hoffnung erkennen läßt. Manchmal gelangt ein Mikro-Moment für einen Augenblick in unser Gewahrsein und verschwindet dann schnell wieder. Nehmen Sie sich ein wenig Zeit, um zu würdigen, wie Ihr Nervensystem Glimmer sammelt, bis sich in Ihrer Welt etwas anders anfühlt.

Glimmer können in vielen Gestalten auftreten. Ein Kolibri hat mich einmal über die Unvorhersehbarkeit vorhersehbarer Glimmer belehrt und darüber, daß sie einen magischen Augenblick hervorrufen können. Der Vogel tauchte eines Tages auf, trank Nektar aus den Blumen auf meiner Dachterrasse und besuchte mich fortan regelmäßig. Oft flog er zur Fliegengittertür und schwebte vor ihr. Wir schauten einander kurz an, bevor er wieder davonflog. Wann er auftauchen würde, war unvorhersehbar, und insofern er regelmäßig immer wieder auftauchte, war sein Kommen vorhersehbar. So wurde er zu meinem unvorhersehbar vorhersehbaren Glimmer. Für mich sind Glimmer generell Überbringer eines Funkens der Freude. Mein Kolibri-Freund hat mich gelehrt, daß Glimmer viele Erscheinungsformen haben können. Er zeigte mir, daß ein Glimmer einen Augenblick der Magie hervorrufen kann.

Glimmer erinnern daran, daß ventral-vagale Energie immer in der Nähe ist und darauf wartet, von uns bemerkt zu werden und unser Nervensystem zu nähren.

- Woran erkennen Sie, daß Sie einen Glimmer gefunden haben? Welche Vorgänge in Ihrem Körper signalisieren Ihnen, daß Sie einen Glimmer-Augenblick erleben? Was fühlen, denken oder tun Sie, wenn Sie solch einen Funken ventral-vagaler Energie spüren? Sobald Sie in der Lage sind, solche Signale zu entdecken, können Sie im Tagesverlauf nach Glimmern Ausschau halten.
- Achten Sie auf die unterschiedlichen Gefühle, die Glimmer hervorrufen können.
- Glimmer manifestieren sich regelmäßig, doch weil sie Mikro-Momente sind, müssen Sie gezielt nach ihnen suchen. Halten Sie nach voraussehbaren Glimmer-Augenblicken an bestimmten Orten Ausschau, beim Zusammentreffen mit bestimmten anderen Menschen und in bestimmten Situationen. Suchen Sie nach Anlässen, bei denen Glimmer sich regelmäßig zeigen. Sehen Sie, halten Sie inne, und würdigen Sie Ihre Glimmer. Gewöhnen Sie sich an, Glimmer beiläufig anzuerkennen. Sie können zu diesem Zweck einen simplen Satz aussprechen oder eine kleine Bewegung ausführen (indem Sie beispielsweise eine Hand auf Ihr Herz legen oder mit einem Finger auf den Glimmer deuten), wenn Sie einen Glimmer finden.

- Verfolgen Sie, wann Glimmer bei Ihnen auftauchen. Notieren Sie, in welchen Situationen das regelmäßig geschieht und an welchen Orten Sie Glimmer finden; vermerken Sie aber auch, wann sie sich unerwartet zeigen. Sie können das Auftauchen von Glimmern auch Freunden mitteilen oder ein tägliches Gespräch über Glimmer zu einem Familienritual machen.
- Formulieren Sie eine auf Glimmer bezogene Intention. Ich persönlich verwende häufig: »Ich bin bereit, heute im Tagesverlauf Glimmer zu finden.«

Auskosten – Savoring

Auskosten ist eine Übung, die darauf abzielt, im Laufe eines Tages unvermeidlich auftauchende ventral-vagale Augenblicke zu erfassen und zu vertiefen. Weil diese Übung ohnehin im Alltag auftauchende Momente nutzt, ist es leicht, sie in den Fluß der täglichen Geschehnisse einzubeziehen. Manchmal machen sich negative Gedanken bemerkbar und beeinträchtigen die Fähigkeit, im ventral-vagalen Erleben zu verweilen, und dies kann die Übung des Auskostens belastend werden lassen. Nicht wenige Menschen glauben, sie hätten es nicht verdient, dies zu spüren, und es sei gefährlich, sich gut zu fühlen, oder etwas Übles werde geschehen, wenn sie innehalten und den gegenwärtigen Augenblick genießen würden. In solchen Fällen sollten Sie mit einer Zeitspanne von fünf bis zehn Sekunden beginnen und die Übung dann langsam auf zwanzig oder dreißig Sekunden ausdehnen. Wählen Sie eine Zeitspanne, die Ihre Fähigkeit, im ventral-vagalen Zustand verankert zu bleiben, stärkt. Jeder Mikro-Moment wirkt auf Ihr System ein. Mit der Zeit wird Ihre Fähigkeit, einen Glimmer-Augenblick auszukosten, auf jene zwanzig bis dreißig Sekunden ansteigen, die für das Savoring-Erlebnis typisch sind.

- Achten Sie auf einen ventral-vagalen Augenblick, und fokussieren Sie die Aufmerksamkeit darauf.
- Verweilen Sie im Gewahrsein dieses Augenblicks, und halten Sie dies zwanzig bis dreißig Sekunden lang aufrecht.
- Spüren Sie, daß Ihr Körper im ventral-vagalen Zustand verankert ist, und hören Sie sich die mit Ihrem Savoring verbundene Erzählung an.
- Ventral-vagale Augenblicke sind im Alltag keine Seltenheit, und wir kommen häufig damit in Berührung. Halten Sie ständig Ausschau nach Momenten, die Sie auskosten können. Innezuhalten und sich dreißig Sekunden Zeit zu nehmen, um den Augenblick zu kennzeichnen ist eine simple, aber sehr wirksame Möglichkeit der Vertiefung Ihrer Fähigkeit, sich in Sicherheit zu verankern.
- Nehmen Sie sich am Ende eines Tages ein wenig Zeit, um über den Tag zu reflektieren und herauszufinden, welchen Augenblicken Sie keine Beachtung geschenkt haben.
- Sie können, wenn Sie möchten, auch einen Freund einladen, solche Augenblicke mit Ihnen zusammen auszukosten. Wenn Sie anderen Menschen über solche Augenblicke berichten, spüren Sie, daß diese wieder lebendig werden.

Sifting

SIFTing ist eine Methode, sich ein früheres ventral-vagales Erlebnis wieder zu vergegenwärtigen, es erneut zu erleben und eine regulierend wirkende Ressource zu kreieren. Bei der SIFT-Übung werden Körperempfindungen *(body **S**ensation)*, Vorstellungsbilder *(**I**mage)*, emotionale Empfindungen *(emotional **F**eeling)* und Denken *(**T**hought)* genutzt, um eine ventral-vagale Erinnerung wiederzubeleben und erneut zu durchleben.

- Schreiben Sie auf ein Blatt Papier oder auf eine Karteikarte untereinander die Buchstaben (SIFT) für Ihre SIFT-Übung.
- Denken Sie an ein ventral-vagales Erlebnis, das Sie sich gern noch einmal vergegenwärtigen möchten. Kehren Sie zu diesem Erlebnis zurück, und spüren Sie, was in Ihrem Körper geschieht – was Sie sehen, fühlen und denken, während Sie sich an diesen Augenblick erinnern.
- Stellen Sie fest, welcher der vier Aspekte am lebendigsten und für Sie am leichtesten zugänglich ist (Körperempfindungen, Vorstellungsbilder, Gefühle, Gedanken), und beschreiben Sie den betreffenden Aspekt neben dem entsprechenden Buchstaben mit einer kurzen Aussage.
- Wenden Sie sich anschließend den übrigen Aspekten zu, und beschreiben Sie auch diese durch kurze Äußerungen.
- Geben Sie Ihrem SIFTing einen Titel. Lesen Sie den Titel und Ihre vier Äußerungen dazu, und nehmen Sie sich Zeit für die Wiederbelebung des ventral-vagalen Augenblicks.

Machen Sie es sich zur Gewohnheit, nach geeigneten Augenblicken für die SIFT-Übung Ausschau zu halten und eine Sammlung solcher Augenblicke zusammenzustellen. Sobald Sie ein Bedürfnis nach ventral-vagaler Regulation verspüren, können Sie Ihre Äußerungen zu einem SIFT lesen und sich in diesen Augenblick zurückversetzen, um in den Zustand der Regulation zurückzukehren.

Beispiel für ein SIFT

TITEL – Mein Strand

S: Das Gefühl von warmem Sand unter meinen Füßen

I: Ein langer Strand, sanfte Wellen, kein Mensch zu sehen, weiße Wolken im blauen Himmel

F: Glücklich

T: Ich bin zu Hause.

TITEL – In Sicherheit verankert

S: Ich spüre die Stabilität meiner nackten Füße auf dem Boden.

I: Ich stehe im Sonnenschein, die Augen geschlossen, das Gesicht dem Himmel zugewandt.

F: Zufrieden

T: Die Welt ist einladend.

Zeit für Spiel

Wir können spielen, wenn wir in Sicherheit verankert sind. Unsere gemeinschaftlichen und individuellen Erlebnisse beeinflussen in Verbindung mit der äußeren Situation unsere Fähigkeit zu spielen. Spiel mag wie ein Luxus, unwichtig oder gar als in schwierigen Zeiten respektlos erscheinen. Doch es hilft uns, neue Perspektiven zu entdecken und auf neue Arten mit Problemen umzugehen. Augenblicke spielerischer Betätigung sind wichtig, wenn wir unsere Systeme stärker regulieren wollen. Wir sind denkende Wesen, die Probleme lösen und die Welt verstehen wollen; aber wir sind auch verspielt und wollen von unseren Problemen Abstand nehmen, und sei es auch nur für einen Augenblick.

Lust am Spiel ist eine wichtige Voraussetzung für Wohlbefinden und eine Qualität, die stärker werden und zu einem festen Bestandteil unseres täglichen Erlebens werden kann. Nehmen Sie sich Zeit, um Ihre eigene Lust am Spiel kennenzulernen.

- Unter welchen Umständen fühlen Sie sich zum Spielen angeregt? Erinnern Sie sich an Augenblicke, in denen Sie Freude am Spiel hatten, und achten Sie darauf, wo, wann und in wessen Gegenwart Ihre Lust am Spiel zutage tritt.

- Was behindert Ihre Lust am Spiel? Denken Sie darüber nach, was bewirkt, daß Sie sich beim Spiel nicht sicher fühlen, und stellen Sie fest, wo, wann und in wessen Gegenwart Ihre Lust am Spiel schwindet.
- Schätzen Sie Ihre Reaktionen ein, indem Sie sich bewußt machen, was in Ihrem Nervensystem vor sich geht. Wenn Sie über das »Wo«, »Wann« und »In wessen Gegenwart« nachdenken, dann registrieren Sie, welcher autonome Zustand jeweils aktiviert wird.

Sobald Sie herausgefunden haben, was bei Ihnen die Lust am Spiel fördert, können Sie erkunden, wie sich diese Gelegenheiten in Ihren Alltag einbeziehen lassen. Falls Sie meinen, Sie seien zu spielerischem Verhalten nicht mehr in der Lage, sollten Sie wissen, daß wissenschaftliche Untersuchungen ergeben haben, daß die Lust am Spiel verstärkt werden kann und daß Augenblicke spielerischer Aktivität unserem Wohlbefinden zugute kommen. Wie sich Menschen als spielerisch fühlen, verändert sich mit der Zeit. Manche Barrieren lösen sich auf, andere entstehen neu. Wir erleben Freude sowohl auf wohlbekannte Arten als auch in völlig unerwarteten Zusammenhängen. Seien Sie neugierig, versuchen Sie weiter herauszufinden, was Ihrer Lust am Spiel zugute kommt, und berücksichtigen Sie diese Faktoren häufiger in Ihrem Leben.

In der Stille genährt

Wenn wir zur Stille finden, entdecken wir in Augenblicken der Ruhe Behagen, sammeln aufgrund von Selbstbesinnung Informationen, vereinen wir uns mit anderen in wortloser Verbundenheit und öffnen uns der Freude des Erlebens von Nähe. Dieser stärkende Zustand ist ein komplizierter und anstrengender physiologischer Prozeß. Der Vagus mit seinen beiden Zweigen kann uns in Zuständen der Freude, der Leidenschaft, des Behagens und der Ruhe lebendig machen oder uns in einen überlebenssichernden Zustand der Unverbundenheit, der Erstarrung und des Kollaps versetzen. Erst wenn diese beiden Vaguspfade, die alte Energie der Immobilisierung und die neue Energie der Verbundenheit, zusammenkommen, erleben wir Stille ohne Furcht.

Stille ermöglicht, sich auszuruhen und zu erholen. Doch nicht immer wird Stille als nährend erlebt; die einsetzende Ruhe kann auch Gefahrensignale aktivieren und ein Gefühl der Verletzlichkeit hervorrufen. Wenn unser Autonomes Nervensystem sich vom Zustand der Aktivität zu dem der Ruhe hinbewegt, können wir spüren, daß unser Sympathisches Nervensystem Energie mobilisiert oder daß wir in einen dorsal-vagalen Kollaps hineingezogen werden. Manchmal ist es nützlich, sich zu vergegenwärtigen, daß wir uns auch dann, wenn wir uns auf dem Weg zur Stille befinden, immer noch bewegen. Wir spüren, daß unser Herz schlägt, daß unser Brustkorb und unser Bauch beim Atmen steigen und fallen. Von unserem Gewahrsein unbemerkt, zirkuliert unser Blut; auch die Lunge und das Zwerchfell bewegen sich. Nehmen Sie sich ein wenig Zeit, um allmählich von der Bewegung zur Ruhe zu wechseln, und verfolgen Sie dabei Ihre autonome Reaktion.

Es ist wichtig, daß wir unserem Autonomen Nervensystem zuhören, während wir darüber nachdenken, wie wir sicher in den Zustand der Stille gelangen können. Wenn wir die Neugier entwickeln herauszufinden, was das Erlebnis sicher macht, finden wir den Weg zu Menschen und Orten, die uns helfen, in den Genuß von Augenblicken der Stille zu gelangen.

Wir alle beschreiben Erlebnisse von Stille in eigenen Worten. Häufig verwenden Menschen dazu Wörter wie Stille, Ruhe, Rast und Abgeschiedenheit. Bevor Sie beginnen, sich im Erreichen von Stille zu üben, sollten Sie eine Ihnen zusagende Bezeichnung für diesen Zustand wählen.

Denken Sie über die folgenden Fragen nach, um herauszufinden, wo sich Ihre Augenblicke der Stille befinden.

- Bei welchen Menschen, die in Ihrem Leben eine Rolle spielen, fühlen Sie sich so sicher, daß Sie in deren Gegenwart still sein können? In welchen Ihrer Beziehungen ist Raum für Stille? Welche besonderen Eigenschaften dieser Verbindungen zu anderen empfinden Sie als zur Stille einladend?

- Wo können Sie im Alltag für einen Moment gefahrlos still sein? Welche Orte vermitteln Ihnen ein Gefühl der Ruhe? Gibt es in Ihrem Zuhause solch einen Ort? In Ihrer Nachbarschaft? Einen Ort, den Sie regelmäßig aufsuchen? Gibt es einen bestimmten Ort, den Sie einmal aufgesucht haben und der in Ihrer Erinnerung lebendig wird? Achten Sie auf die konkreten Eigenschaften der Orte, die Sie in einen die Ruhe fördernden Rhythmus versetzen: Ort, Größe und Form des Raumes, Farben, Geräusche/Klänge und Texturen. Stellen Sie eine Liste der von Ihnen erkannten Eigenschaften zusammen. Verfolgen Sie die Reaktionen Ihres Autonomen Nervensystems, während Sie Umgebungen erforschen, in denen Sie Stille erleben können. Suchen Sie in der Natur nach Orten, die dies ermöglichen. Bevorzugen Sie dabei Orte, an die Sie leicht zurückkehren können und an denen Sie voraussehbar einen Augenblick der Stille erleben werden. Schaffen Sie einen Raum für sich, der die Eigenschaften aufweist, die Ihnen helfen, in einem Augenblick der Stille zu ruhen.

- In welchen Situationen gelangen Sie am leichtesten in einen Zustand der Stille? Lädt eine bestimmte Tageszeit Sie in die Stille ein? Oder ein bestimmter Wochentag? Bietet Ihnen eine bestimmte Aktivität Möglichkeiten, Stille zu erleben?
- Woran merken Sie, daß Sie einen Augenblick der Stille brauchen? Welche Signale sendet Ihnen dann Ihr Autonomes Nervensystem? Stimmen Sie sich auf Ihr Autonomes Nervensystem ein, und hören Sie die Signale, die es Ihnen übermittelt.
- Versuchen Sie, Ihr Erleben von Stille durch Vorstellungsbilder zu veranschaulichen. Entwickeln Sie ein Bild, das alles beinhaltet, was Sie dazu einlädt, sich auszuruhen. Nehmen Sie sich Zeit zum Experimentieren, während Sie dem Bild Details hinzufügen. Wenn Sie das Gefühl haben, daß das Bild vollständig ist, dann treten Sie in Ihr Bild ein. Sehen Sie sich in Ihrem Bild, und finden Sie den Weg zur Stille.
- Spüren Sie, wie Ihr Körper von der Bewegung zur Ruhe wechselt. Hören Sie sich die dadurch zutage tretende Erzählung an. Während Sie den Wechsel in den Zustand der Stille erforschen, können frühere Empfindungen und Erinnerungen auftauchen, die lange aus Ihrem Bewußtsein

verschwunden waren, und das kann für Sie eine Herausforderung sein. Falls das eintritt, können Sie versuchen, Ihrem Bild Details hinzuzufügen, welche die Sicherheit fördern und Ihnen helfen, in einen Mikro-Moment der Stille einzutreten.

Mit Hilfe der vielen unterschiedlichen Möglichkeiten, den Eintritt in die Stille zu üben, verändern wir unser Autonomes Nervensystem und vertiefen unsere Fähigkeit, sicher in der Stille zu ruhen.

Alltägliche Ehrfurcht

Ehrfurcht ist ein Zustand des Staunens, der Neugierde, der Ehrerbietung und tiefer Wertschätzung. Sie umspannt das Gewöhnliche und das Außergewöhnliche, alltägliche Augenblicke ebenso wie tiefgründige. In Augenblikken, in denen wir von Ehrfurcht ergriffen sind, fühlen wir uns klein, aber auch verbunden mit etwas, das viel größer ist als wir, wodurch unser Erleben der Welt transformiert wird. Ehrfurcht erinnert uns daran, daß wir der Menschheit zugehörig und eng mit der Welt verbunden sind.

Augenblicke der Ehrfurcht umgeben uns. Menschen, die Natur, die Architektur, die Künste, spirituelle Erlebnisse und unerklärliche Ereignisse – sie alle können Gefühle der Ehrfurcht hervorrufen. Wo befinden sich Ihre Augenblicke der Ehrfurcht, die darauf warten, täglich von Ihnen entdeckt zu werden?

- Augenblicke der Ehrfurcht gibt es in großer Zahl im Alltag. Wie erkennen Sie sie? Lernen Sie die Signale Ihres Körpers und Geistes kennen, die in einem Augenblick der Ehrfurcht auftauchen.
- Vergegenwärtigen Sie sich alltägliche Erlebnisse von Ehrfurcht. Bestimmte Menschen inspirieren Ehrfurcht. Wer ist das für Sie? Das können Men-

schen sein, die Sie kennen und zu denen Sie eine Beziehung unterhalten, oder Menschen, die Ihnen nur entfernt bekannt sind und die Sie bewundern. Bestimmte Orte, die Architektur eines bestimmten Gebäudes und Naturszenen ermöglichen uns immer wieder, Ehrfurcht zu empfinden. Bildende Kunst und Musik wecken regelmäßig Ehrfurcht. Auch spirituelle Erfahrungen sind mit Empfindungen der Ehrfurcht verbunden. Stellen Sie fest, wo in Ihrem Alltag Sie Ehrfurcht erleben.
- Seien Sie offen für unerklärliche Dinge, die unerwartet passieren. Lösen Sie sich von dem Bedürfnis, solche Augenblicke zu verstehen und zu erklären, und lassen Sie zu, daß Sie ein Gefühl von Ehrfurcht erleben.
- Der Zustand der Ehrfurcht tritt zwar oft unerwartet ein, er kann aber auch bewußt gefördert werden. Achten Sie auf kurze Momente der Ehrfurcht, die sich leicht wiederholen lassen.
- Suchen Sie Orte, an denen Sie Ehrfurcht empfinden – Orte, an die Sie leicht zurückkehren und wo Sie einen Augenblick der Ehrfurcht erleben können –, und kehren Sie regelmäßig dorthin zurück.

Üben Sie sich darin, im Alltag auf Augenblicke der Ehrfurcht zu achten. Identifizieren Sie voraussehbare Augenblicke der Ehrfurcht, und würdigen Sie unerwartet auftretende. Indem wir im Alltag auf Augenblicke der Ehrfurcht achten, vertiefen wir unser Wohlbefinden.

Einen neuen Rhythmus der Regulation entwickeln

Habituelle autonome Muster wirken im Hintergrund und versehen unser tägliches Erleben mit einem vertrauten Rhythmus. Wenn diese Muster einem flexiblen Autonomen Nervensystem entspringen, unterstützt die ventral-vagale Energie unsere Fähigkeit, uns Herausforderungen zu stellen und sicher und erfolgreich den Tag zu bewältigen. Diesen Rhythmus können wir vertiefen und zelebrieren. Durch anhaltende Aktivierung der sympathischen oder dorsal-vagalen Energie hingegen entstehen starre Reaktionsmuster, und

Erstarrung erzeugt Leiden. Wir müssen das System deshalb sanft aufrütteln, die eingeschliffenen Schutzmuster unterbrechen und unsere ventral-vagale Energie wecken. Indem wir Übungen nutzen, die uns helfen, uns in einem Zustand der Sicherheit zu verankern, schaffen wir einen neuen Rhythmus der Regulation. Wir entfernen uns von den überlebenssichernden Reaktionsweisen des sympathischen und des dorsal-vagalen Systems und wechseln zu einer Grundlage ventral-vagaler Regulation. Mit Hilfe des Rahmens der autonomen Hierarchie lernen wir, »uns der Anforderung gewachsen zu zeigen«. Auf diese Weise werden wir auch mit Situationen fertig, in denen wir in eine Defensivhaltung versetzt werden, und fühlen uns trotzdem im ventral-vagalen Zustand der Sicherheit und einer Erzählung vom Überfluß verankert.

Das Festlegen von Intentionen wird häufig genutzt, um Veränderungen hervorzurufen. Wir denken an etwas, das wir erreichen wollen, und formulieren eine Aussage, die uns helfen soll, unser Ziel zu erreichen. Leider sind sich unser Gehirn und unser Körper häufig nicht einig über den Weg zur Veränderung, den wir einschlagen sollten, und aufgrund eines solchen Zwists fällt es uns schwer, eine Intention zu formulieren. Befinden sich Gehirn und Nervensystem nicht auf der gleichen Wellenlänge, hat das Nervensystem das letzte Wort. Ist unser Nervensystem einbezogen, legen Körper und Gehirn gemeinsam eine Intention fest. Da das Gehirn unsere Fähigkeiten oft überschätzt, kann unser Nervensystem helfen, unsere Erwartungen so zu mäßigen, daß Erfolg möglich wird. Jeder noch so kleine Erfolg stärkt das Selbstvertrauen und die Verbindung zwischen Körper und Gehirn.

Eine Intention muß mit einer adäquaten Herausforderung verbunden sein. Ist diese zu stark, verfallen wir in eine überlebenssichernde Reaktion. Ist sie nicht stark genug, erkennt unser Nervensystem nicht die Chance, ein neues Muster zu entwickeln. Beim Entwickeln einer autonomen Intention gehen Sie wie folgt vor:

- Wählen Sie einen Fokus für Ihre Intention. Was möchten Sie umformen?
- Schreiben Sie Ihre Intention auf, lesen Sie sie, und sprechen Sie sie dann laut aus. Jede Art, die Intention zu erforschen, ist wichtig. Wie reagiert Ihr Nervensystem? Fühlt sich die Reaktion zu lasch an? Zu stark? Oder genau richtig?

- Formulieren Sie die Intention so lange um, bis sich Gehirn und Körper auf der gleichen Wellenlänge befinden – bis der Wortlaut Ihrer Intention eine ventral-vagal inspirierte Bereitschaft, aktiv zu werden, hervorruft.

Ein guter Ausgangspunkt ist, sich folgende drei allgemeine Fragen zu stellen und für jede eine autonom orientierte Intention zu formulieren.

- Wohin sollen meine autonomen Muster mich führen?
- Was will ich verändern?
- Was will ich vertiefen?

TEIL VI

Reflexion

Die Wege, auf denen wir reisen

Körper und Gehirn sind eng miteinander verbunden. Der autonome Zustand und die psychologische Erzählung ermöglichen uns in ihrer Kombination manchmal nährende und manchmal schmerzhafte Erlebnisse. Durch Reflexion können wir unsere Systeme dem Zustand der Sicherheit und Verbundenheit näher bringen. Reflexion macht uns bewußter, wo wir uns befinden und wo wir gewesen sind, und hilft uns herauszufinden, wohin wir uns bewegen. Wenn wir uns die Zeit nehmen, unsere Aktivitäten zu verlangsamen und unserer Neugier zu folgen, können wir die vielen Zustandsveränderungen erkennen, die wir im Alltag erleben, und feststellen, auf welchen autonomen Pfaden wir gereist sind. Im ventral-vagalen Zustand verankert, treten wir zu unserem Beobachter-Selbst in Verbindung. Wir betrachten einzelne Augenblicke, und wenn wir ein wenig zurücktreten, sehen wir das größere Bild, das die einzelnen Augenblicke im Zusammenhang eines größeren Ganzen zeigt. So gelangen wir zu einem umfassenderen und tieferen Verständnis der autonomen Zustände, wie sie sich im Tagesverlauf präsentieren.

Wenn wir die Veränderung unserer autonomen Zustände im Tagesverlauf wahrnehmen können, steht uns ein gewaltiger Strom autonomer Informationen offen. Wir können dann die einzelnen Momente, die unsere Aufmerksamkeit wecken, auf einer autonomen Zeitachse einordnen und feststellen, wie jede einzelne Erzählung, mit den übrigen verbunden, zu einem Bestandteil einer umfassenderen Erzählung wird.

Viermaliges Mapping

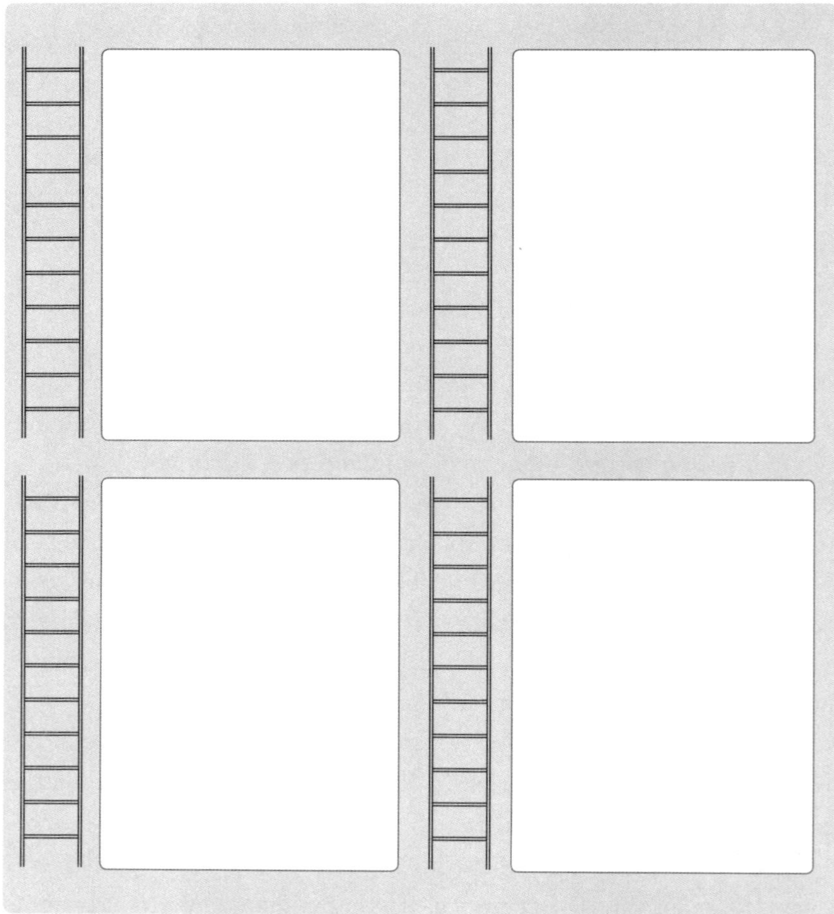

Bei dieser Übung sollen vier Leiter-Diagramme unsere Aufmerksamkeit auf den autonomen Pfad richten, auf dem wir uns im Laufe eines Tages bewegt haben. Sie können zu bestimmten Zeiten in sich hineinhorchen, können aber auch im Laufe des Tages innehalten, wenn Ihnen ein Zustand auffällt, den Sie stoppen oder betrachten wollen; und schließlich können Sie die vier Kästen nach einer Reflexion am Ende eines Tages ausfüllen.

- Markieren Sie zunächst Ihre momentane Position auf der Leiter, und beschreiben Sie in dem Rechteck daneben anschließend den betreffenden Augenblick. Sie können eine Erzählung ausformulieren, einzelne Wörter notieren, ein Bild zeichnen oder einfach nur mit Farben spielen. Sie entscheiden, wie Sie sich äußern und sich erinnern wollen. Legen Sie beim Ausfüllen der Kästen fest, wie Sie einen Augenblick repräsentieren wollen.
- Wenn Sie die vier Diagramme ausgefüllt haben, können Sie sich die vier Augenblicke noch einmal vergegenwärtigen und feststellen, wohin Ihr Nervensystem Sie gebracht hat.

Die Tagessuppe

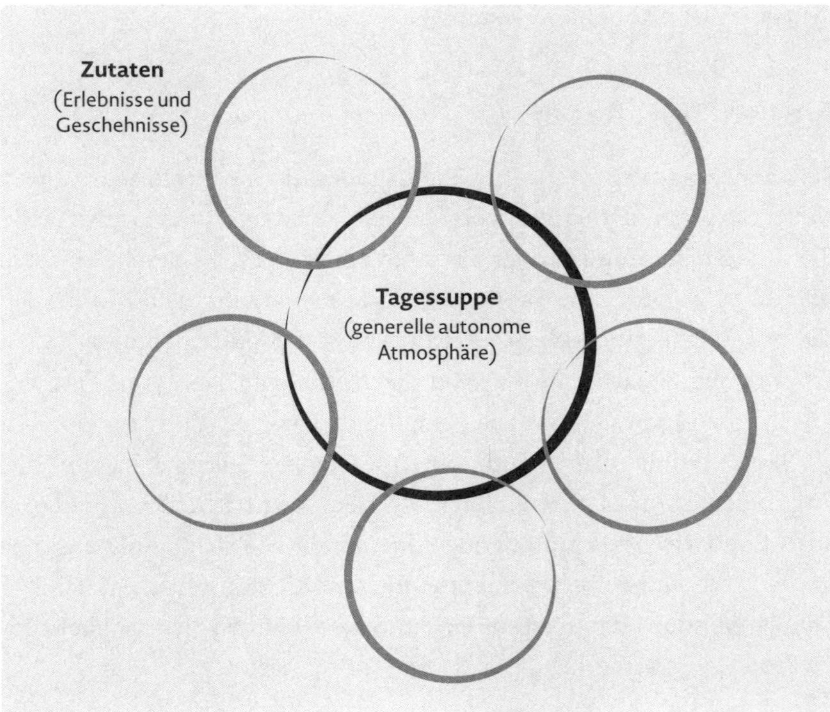

Die Übung mit Namen *Tagessuppe* ermöglicht uns, am Ende eines Tages über unsere autonomen Erlebnisse zu reflektieren. Bei der Zubereitung der Suppe stellen wir fest, welchen generellen (autonomen) Geschmack der betreffende Tag hat, und wir reflektieren über die Erlebnisse, die diesem Geschmack zugrunde liegen. Die Übung basiert darauf, daß wir mit Hilfe unserer ventral-vagalen Energie vom Geschehen zurücktreten, beobachten und über die autonomen Pfade, auf denen wir uns im Laufe des Tages bewegt haben, reflektieren können.

Stellen Sie sich Ihre autonomen Erlebnisse als eine Schale hausgemachter Suppe vor, einer Tagessuppe, die jeden Tag etwas anders ausfällt. Ihre Zutaten sorgen für vielfältige Geschmäcke, und das Resultat ist jedesmal einzigartig. Ihr grundsätzlicher autonomer Zustand (die Suppe) unterliegt dem Einfluß ventral-vagaler, sympathischer und dorsal-vagaler Energien (der Zutaten). Wenn wir bei der Suppen-Metapher bleiben, sind einige Geschmäcke sehr stark (plötzliche und extreme Zustandsveränderungen), wohingegen andere feinere Nuancen ins Spiel bringen (Veränderungen der Bewegung innerhalb eines autonomen Zustandes).

Schreiben Sie Ihr Rezept

- Sie können das Rezept für Ihre Tagessuppe auf zwei Arten schreiben: Entweder Sie geben der Suppe zuerst einen Namen und suchen anschließend die Zutaten zusammen; oder Sie sammeln zuerst die Zutaten und stellen dann fest, was für eine Suppe sich daraus zubereiten läßt. Wenn Sie Ihren generellen autonomen Zustand sehr stark spüren, können Sie diese Empfindung zunächst im Kreis in der Mitte des Diagramms vermerken. Anschließend können Sie das Konglomerat von Erlebnissen erforschen, die Ihr Empfinden Ihres autonomen Zustandes ausmachen, und dieses Empfinden dann in den äußeren Kreisen vermerken. Sie können aber auch Erlebnisse vom betreffenden Tag, an die Sie sich deutlich erinnern, in den äußeren Kreisen vermerken und dann herausfinden, welche generelle Empfindung daraus resultiert, und diese können Sie anschließend im inneren Kreis vermerken.

- In beiden Fällen ist es wichtig, nicht nur auf intensive Erlebnisse zu achten, sondern auch nur leicht aktivierend wirkende Ereignisse zu berücksichtigen. Halten Sie sowohl nach Erlebnissen Ausschau, die einander ähneln und ähnliche Themen betreffen, als auch nach ungewöhnlicheren Erlebnissen, die unterschiedliche Energien ins Spiel bringen. Beim Zusammenstellen Ihres Rezepts für die Tagessuppe werden Sie feststellen, daß Augenblicke ventral-vagaler, sympathischer und dorsal-vagaler Aktivierung zusammen eine ganz spezielle generelle Empfindung erzeugen, wobei Häufigkeit, Dauer und Intensität der jeweiligen autonomen Zustände eine wichtige Rolle spielen.
- Nachdem Sie Ihre Suppe zusammengestellt haben, sollten Sie ihr einen Namen geben.

Wenn wir diese Übung einige Male wiederholen, entwickeln wir dadurch eine Gewohnheit autonomer Reflexion und ein Gewahrsein der Mischung autonomer Zustände, die unser tägliches Erleben prägen.

Tortendiagramme

Wenn wir aus der Perspektive unseres Nervensystems über den Tag reflektieren, erkennen wir ventral-vagale, sympathische und dorsal-vagale Augenblicke und sehen, daß unser Erleben insgesamt das Resultat der jeweiligen Anteile der drei genannten Energien ist. Schauen wir uns die Beziehung zwischen den autonomen Zuständen und die Zeitspannen, die wir in jedem von ihnen verbringen, an, können wir uns das umfassendere Bild unseres täglichen Erlebens vor Augen führen. In einem Tortendiagramm erscheinen ventral-vagale, sympathische und dorsal-vagale Erlebnisse als Bestandteile eines umfassenden autonomen Systems, und unsere Empfindungen an einem bestimmten Tag erwachen in Form und Farbe zu Leben.

Erstellen Sie ein Tortendiagramm

- Zeichnen Sie einen Kreis, und unterteilen Sie ihn in »Tortenstücke«, die für den ventral-vagalen, sympathischen und dorsal-vagalen Zustand stehen. Die Größe der drei Tortenstücke soll zeigen, wieviel Zeit Sie in jedem der autonomen Zustände verbracht haben. Wie groß sind die drei Teile der Torte?
- Nach dem Aufteilen der Torte können Sie die einzelnen Stücke durch Farben, Wörter oder Zeichnungen markieren und dadurch veranschaulichen, wie Sie den betreffenden Zustand erleben.
- Reflektieren Sie anschließend über Ihr Diagramm, und denken Sie sich eine Bezeichnung für den betreffenden Tag aus (z. B. »Glücklicher Tag«, »stürmisches Wetter«, »Zeitvergeudung«).

Der Abend ist ein guter Zeitpunkt, um über die Folge autonomer Zustände zu reflektieren, die wir im Laufe unseres Alltags erlebt haben. Arbeiten Sie einige Male an solchen Tagestortendiagrammen, um herauszufinden, was generell für Ihr autonomes Erleben charakteristisch ist. Stellen Sie fest, welche Muster schon länger existieren und was neu auftaucht.

Ein autonomes Haiku schreiben

Ein Haiku ist eine Art Gedicht, das aus drei Zeilen und siebzehn Silben besteht. Die erste Zeile umfaßt fünf Silben, die zweite sieben und die dritte wieder fünf. Ein Haiku fängt mit wenigen Worten ein, was ein Mensch in einem Augenblick erlebt hat. In einem Haiku wird die Essenz des eigenen autonomen Zustandes in einem bestimmten Augenblick erfaßt. Sie können in jedem autonomen Zustand ein Haiku formulieren, das für einen bestimmten Augenblick in diesem Zustand steht: Es könnte ein Erlebnis des Gehaltenwerdens im eigenen regulierten System spiegeln, eine sympathische und dorsal-vagale überlebenssichernde Reaktion veranschaulichen oder Aufschluß darüber geben, wie wir uns zwischen den drei autonomen Zuständen bewegen. Die einzige Regel, die Sie beim Verfassen eines Haiku beachten müssen, ist, daß die Zahl der Zeilen und Silben stimmen muß. Spielen Sie mit Wörtern, und schauen Sie, was dabei herauskommt. Es folgt mein eigenes Haiku:

No energy. Stuck.
Gray clouds. Rain falling. Gloomy.
A rainbow. Magic!

Down the dorsal drain.
Moving up to mobilize.
Findung the way home.

Walking by the sea.
The Sand and waves nourish me.
I am filled with peace.

Meditation auf liebende Güte

Die Meditation auf liebende Güte ist eine alte Praxis, bei der es darum geht, Gefühle der Liebe, des Mitgefühls und des guten Willens gegenüber uns selbst und anderen Menschen zu erzeugen. Die Meditation nutzt die Kraft des ventral-vagalen Systems zunächst durch das Entwickeln von Selbstmitgefühl und später durch Übermitteln von Mitgefühl an andere Menschen. Die traditionellen vier Wünsche der Meditation auf liebende Güte lauten: »Möge ich glücklich sein. Möge ich gesund sein. Möge ich in Sicherheit sein. Möge ich in Frieden leben.« Varianten dieser vier Wünsche werden seit Jahrhunderten benutzt. Beim Fokussieren auf die vier traditionellen Wünsche – Glück, Gesundheit, Sicherheit und Frieden – lädt die Übung uns ein, eine für uns persönlich besonders bedeutsame Formulierung zu entwickeln. Lassen Sie sich dabei von Ihrem ventral-vagalen Zustand geleiten.

- Betrachten Sie die vier Kategorien (glücklich, gesund, sicher und in Frieden lebend) im Sinne des Autonomen Nervensystems. Wählen Sie Ihre persönlichen Bezeichnungen für die vier Kategorien, und schreiben Sie dementsprechend vier Sätze auf. Ein Beispiel: *Möge ich jeden Tag Glimmer finden. Möge ich vom Fluß der ventral-vagalen Energie genährt werden. Möge eine Neurozeption von Sicherheit mich erfüllen. Möge ich im Rhythmus eines regulierten Nervensystems leben.*
- Sprechen Sie Ihre Sätze laut aus. Hören Sie sich die Worte an, und spüren Sie, was sie in Ihrem System bewirken. Die richtigen Worte haben Sie gefunden, wenn Sie eine tiefe Verbundenheit mit Ihrem ventral-vagalen System spüren. Formulieren Sie die vier Sätze zunächst bezogen auf sich selbst (»Möge ich ...«). Übermitteln Sie sie anschließend anderen (»Mögest du ...«), wobei Sie mit einem Menschen beginnen, bei dem Sie sich sicher und mit dem Sie sich verbunden fühlen. Wiederholen Sie die Wünsche anschließend bezogen auf eine Person, zu der Sie eine neutrale Beziehung haben. Und beziehen Sie sich anschließend noch einmal auf eine Person, mit der Sie einen bisher nicht behobenen Beziehungsbruch erlebt haben. Und weiten Sie Ihre guten Wünsche zum Schluß auf alle lebenden Wesen aus.
- Vielleicht möchten Sie mit jemandem über Ihre vier Sätze kommunizieren. Sprechen Sie sie in Gegenwart der anderen Person zu ihr, und bitten Sie diese anschließend, Ihnen die vier Sätze vorzulesen. Beobachten Sie, was geschieht, wenn Sie Ihre persönlichen Sätze selbst darbieten und sie anschließend von der anderen Person wieder hören. Verfolgen Sie, wie es sich auf Ihren autonomen Zustand auswirkt, daß Sie zunächst selbst Mitgefühl anbieten und anschließend Mitgefühl empfangen.

Veränderung messen

Veränderung ist kein Ereignis, sondern ein lebenslanger Prozeß und besteht in einer permanenten Reorganisation des autonomen Zustandes. Im Alltagsleben gehen die kurzen Augenblicke, die den Beginn einer Veränderung charakterisieren, leicht unter. Auf die subtilen Einzelheiten autonomer Veränderung zu achten ist eine gute Möglichkeit, den autonomen Pfad zu verfolgen, den wir bisher zurückgelegt haben. Regelmäßiges Üben macht uns aufmerksam auf die kleinen Nuancen, die durch Musterveränderungen hervorgerufen werden, sowie auf die Reorganisation unserer Systeme. Die Beziehung zwischen unseren autonomen Zuständen verändert sich im Laufe des Tages immer wieder geringfügig. Jede dieser Veränderungen trägt dazu bei, daß sich Mikro-Momente der Veränderung in vorhersehbare neue Abläufe in unserem Nervensystem verwandeln. Wenn wir täglich üben innezuhalten, damit wir uns solcher kleinen Veränderungen bewußt werden, richten wir die Aufmerksamkeit auf die Veränderungen unseres autonomen Zustandes.

- Vergegenwärtigen Sie sich den endenden Tag, und achten Sie dabei auf die unterschiedlichen Reaktionen Ihres Autonomen Nervensystems. Möglicherweise fällt Ihnen auf, daß Sie etwas weniger stark auf ein Ereignis reagiert haben als zuvor oder daß es Ihnen leichter gefallen ist, den Zustand der Regulation wiederherzustellen. Vielleicht fällt Ihnen eine andere als die gewohnte Art von Reaktion auf – eine sympathische Mobilisierung anstelle eines dorsal-vagalen Kollaps oder ein Augenblick ventral-vagaler Verbundenheit statt des Beginns eines Kampfes. Ebenso wichtig ist es, auf nicht eingetretene Reaktionen zu achten. Auch das Ausbleiben einer Reaktion ist ein wichtiges Anzeichen dafür, daß sich ein Reaktionsmuster verändert und daß sich Ihr System einem Zustand der Regulation nähert.

- Ergänzen Sie die folgenden Sätze so, daß sie stattfindende Veränderungen wiedergeben.
  - Statt der erwarteten sympathischen Mobilisierung ...
  - Statt meiner bekannten dorsal-vagalen Unverbundenheit, ...
  - Mir fällt auf, daß ich (mehr/stärker) ...
  - Mit fällt auf, daß ich (weniger) ...

- Nehmen Sie sich diese Sätze von Zeit zu Zeit erneut vor, um festzustellen, was sich verändert. Eine Häufung kleiner Veränderungen zeigt an, daß neue autonome Muster Wurzeln schlagen.

Auf neue Art navigieren

Zu lernen, sich mit neuen autonomen Rhythmen in der Welt zu bewegen, kann beängstigend sein. Wir befinden uns dann in einem Raum zwischen alten und neuen Mustern. Wenn sich »vorher« nicht mehr richtig anfühlt und wir »nachher« noch nicht richtig kennen, können wir uns im Umgang mit anderen Menschen und in unserem Verhalten im Alltagsleben unsicher fühlen. In solch einer Zeit des Übergangs müssen wir uns an den ventral-vagalen Pfaden orientieren, auf denen wir sicher reisen können, und wir müssen die neuen Muster pflegen, die sich zu verwurzeln beginnen.

Menschen sind ständig auf der Suche nach einem Sinn und fühlen sich stets zu einer Erzählung hingezogen. Die Arbeit an Übungen, die uns in Sicherheit verankern, führt zum *Re-Storying*. Indem wir neue Muster integrieren, befreien wir uns aus unseren alten Erzählungen und nähern wir uns neuen. Solch ein Wechsel geht oft mit Unbehagen einher, und wir werden dabei leicht zurück in altbekannte Erzählungen über uns selbst und die Welt gezogen. Der Prozeß des Re-Storying wirkt der Gewohnheit entgegen, einer alten Erzählung zu lauschen, und fördert die Entwicklung einer neuen Erzählung. Re-Storying ist eine an uns gerichtete Einladung, aktiv unser Autonomes Nervensystem zu beeinflussen.

Wir alle befinden uns auf einer autonomen Reise – einem Abenteuer, das Überleben und Sicherheit ebenso umfaßt wie Schutz und Verbundenheit. Es ist wichtig, den ganzen Verlauf unserer Erzählung zu sehen – wo wir waren, wo wir sind und wohin wir streben. Das lateinische Wort für Übergang, *Transitio,* leitet sich vom Verb *transire,* »über etwas gehen«, her und bezieht sich oft auf einen Prozeß, nicht auf dessen Resultat. Beim Verfassen unserer autonomen Erzählung halten wir auf unserer Vorher-, Jetzt- und Später-Zeitachse nach den inneren und äußeren Übergängen Ausschau.

Folgen Sie dem Weg Ihrer autonomen Erzählung. Schreiben Sie auf und/oder veranschaulichen Sie anderweitig, was für Sie darin besonders hervorsticht.

- Wo bin ich gewesen?
- Wo bin ich jetzt?
- Wohin gehe ich?

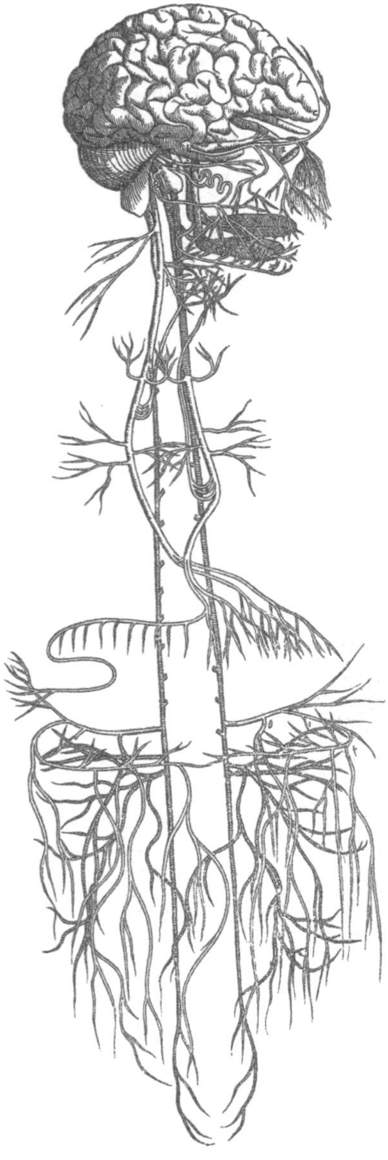

Autonome Meditationen

Der alte Vagus

Lasse deinen Blick auf der Abbildung des Vagus ruhen, des zehnten und längsten Kranialnervs, der so passend »der Wanderer« genannt wird ...

Folge den Pfaden des Vagus von der Schädelbasis bis hinab zu ihren Wurzeln tief in deinem Körper ...

Spüre in die Zweige dieser Nervenfasern hinein ...

Spüre den Fluß der Energie durch die Bahnen des Vagus, wie sie aufwärts und abwärts fließt ...

Genieße die Vertrautheit dieser Heimstatt in deinem Körper ...

Ein integriertes System

Richte zunächst das Gewahrsein von außen nach innen, auf das innere Erleben. Schließe die Augen, wenn du dich dabei wohlfühlst, oder lasse deinen Blick einfach weicher werden. Lasse zu, daß deine Beziehung zu deiner Umgebung unterbrochen wird, stelle eine Verbindung nach innen her, und beginne, die Eigenschaften deines Autonomen Nervensystems zu erforschen. Dies ist das System im Zustand der Balance, dessen drei Ströme autonomen Erlebens ihre Energien verbinden, um zu kooperieren und Gesundheit, Wachstum und Erneuerung zu fördern. Tritt zu diesen regulierend wirkenden Energien in Kontakt ...

Beginne dabei mit dem alten, dorsalen Vagus ... dem Teil deines Autonomen Nervensystems, der unter dem Zwerchfell liegt. Stelle dir dein Zwerchfell vor, den Muskel unter den Rippen, der den Brustkorb vom Bauchraum trennt. Bewege dich von dort langsam abwärts, deinem Verdauungstrakt folgend. Spüre den Magen und den Darm ... und spüre den

Verdauungsprozeß, der deinem Körper Nährstoffe zuführt. Dies ist das Reich des dorsalen Vagus … langsam, bedächtig, stetig. Nimm dir ein wenig Zeit, um diesen alten Rhythmus zu spüren …

Und nun reise aufwärts zum sympathischen Zweig, und finde Bewegung und Energie. Spüre dein Rückenmark, und spüre dann in den mittleren Bereich deines Rückens hinein. Spüre, wie dein sympathisches Nervensystem das Blut in Fluß hält, den Schlag deines Herzens beeinflußt und Augenblick für Augenblick die Körpertemperatur anpaßt. Der Rhythmus weckt dich auf. Spüre die Regungen der Energie. Lasse dich von dieser Einladung zur Bewegung durchtränken …

Und nun suche den neuesten Vaguszweig, den ventralen Vagus; kehre zum Zwerchfell zurück und bewege dich aufwärts zum Herzen, zur Lunge und zur Kehle. Dieses System beeinflußt die Atmung, den Herzschlag und den stimmlichen Ausdruck. Spüre einen Seufzer der Erleichterung, den Rhythmus des Herzens … die Schwingungen in der Kehle. Bewege dich weiter aufwärts zum Gesicht, zu den Augen und Ohren. Suche dort nach der Energie sozialer Aktivität … dem Drang zur Verbundenheit. Lasse zu, daß sich diese Energie aufbaut und dich erfüllt.

Stimme dich von hier aus darauf ein, wie der ventrale Vagus sanft dein System wahrnimmt und regulierende Energie mitbringt, mit deren Hilfe der sympathische Zweig und der dorsale Vagus ihre Aufgabe erfüllen können. Bade in diesem Erleben des Zustandes der Homöostase …

Die Gesicht-Herz-Verbindung spüren

Schließe die Augen, oder lasse einfach deinen Blick weicher werden. Lege deine Hände auf die Schädelbasis. An dieser Stelle, im Hirnstamm, liegt der Ursprung des Systems für soziale Verbundenheit. Richte die Aufmerksamkeit auf den Ort, wo Hirnstamm und Rückenmark aufeinandertreffen, den Punkt, an dem fünf Kranialnerven zusammenkommen und die Pfade deiner Gesicht-Herz-Verbindung verlaufen. Dies ist der Knotenpunkt deines Systems für soziale Verbundenheit. Ruhe hier ein wenig aus, und spüre die Ursprünge deiner Suche nach Verbundenheit.

Bewege nun deine Hände so, daß eine Hand seitlich dein Gesicht berührt und die andere Hand über dem Herzen liegt. Spüre den Energiefluß zwischen den Händen, die Energie, die sich vom Gesicht zum Herzen und vom Herzen zum Gesicht bewegt. Folge diesem Pfad in beide Richtungen.

Erforsche die Bemühungen deiner Gesicht-Herz-Verbindung um Kontakt und wie sie Sicherheit signalisiert. Spüre, wie dieses System in die Welt reicht, wie es willkommen heißenden Geräuschen lauscht, nach freundlichen Gesichtern sucht und deinen Kopf dreht und wendet, ständig auf der Suche nach Sicherheit. Spüre, wie dein Herz sich an dieser Suche beteiligt.

Und nun spüre, wie das System für soziale Verbundenheit Signale für Sicherheit aussendet ... wie deine Augen, deine Stimme und deine Kopfbewegungen andere einladen, zu dir in Verbindung zu treten. Und wie dein Herz einen eigenen Willkommensgruß aussendet.

Pendle zwischen den Erlebnissen des Aussendens und des Suchens, des Übermittelns und des Empfangens.

Nimm dir die Zeit, die Verbindung zwischen deinem Gesicht und deinem Herzen zu genießen.

Im ventral-vagalen Zustand verankert

So wie ein Anker ein Schiff sichert, kannst du dich in deinem ventral-vagalen Zustand verankern. Spüre, wie du in der Energie der Sicherheit des ventral-vagalen Systems verwurzelt bist. Du atmest tief. Jedes Ausatmen bewegt dich auf dem Vaguspfad, der Sicherheit und Verbundenheit unterstützt. Deine Herzfrequenz verändert sich ständig. Dieser arrhythmische Herzschlag sichert Wohlbefinden. Der autonome Sicherheitszyklus hält dich. Die afferenten Vagusbahnen, die Signale aus dem Körper ins Gehirn übermitteln, signalisieren Stabilität; die efferenten, vom Gehirn zum Körper verlaufenden Bahnen kreieren die Erzählung der Sicherheit. Von dieser Grundlage ventral-vagaler Energie ausgehend, getragen von dem Gefühl, daß dein Anker fest mit deinem ventral-vagalen System verbunden ist, kannst du gefahrlos mit der Erforschung deines Sympathischen Nervensystems und deiner dorsal-vagalen Reaktionen beginnen.

Trete zur mobilisierenden Energie des Sympathischen Nervensystems in Kontakt. Deine Atmung verändert sich. Dein Herz schlägt schneller. Du willst dich bewegen. Deine Gedanken wirbeln. Vergegenwärtige dir das sympathische Meer und die Energie, die sich hier bewegt und dich mobilisiert. Vielleicht spürst du den Wind, der das Meer aufwühlt, und die Wellen – Sturzwellen, herabstürzende Brandung oder gar einen Tsunami. Bedenke, daß du diesen sympathischen Sturm gefahrlos steuern kannst. Du bist mit deinem ventral-vagalen System verbunden. Denke daran, daß dein Anker im festen Grund ventral-vagaler Regulation festsitzt.

Kehre dorthin zurück, wo du erstmals deinen Anker gesetzt hast. Spüre die regulierenden Energien deiner Atmung und deines Herzschlags. Spüre die Wärme in deiner Brust. Dein ventral-vagales System übermittelt dir Signale für Sicherheit.

Tauche in den dorsal-vagalen Zustand ein. Dies ist nicht das dorsalvagale Abtauchen, das dich aus dem Gewahrsein der Gegenwart herausreißen und in einen Zustand der Empfindungstaubheit versetzen kann. Dies gleicht einem versuchsweisen Eintauchen einer Zehe in das Gefühl der Unverbundenheit. Energie entweicht aus deinem Körper, und alle Vorgänge werden verlangsamt. Du spürst, daß du dich nur eingeschränkt bewegen kannst. Schwäche diese Erfahrung ab, indem du dich aktiv an deine Verbindung zum ventral-vagalen Zustand erinnerst – den Ort, wo du dich verankert hast. Spüre deine regulierende ventral-vagale Energie, die über Tiefe und Geschwindigkeit des dorsal-vagalen Abstiegs entscheidet. Du bewegst dich auf einem Abhang abwärts, fällst also nicht ins Leere. Dein Anker ist sicher, hält dich in der ventral-vagalen Regulation und ermöglicht dir, gefahrlos das dorsal-vagale Erleben zu untersuchen.

Kehre dorthin zurück, wo du im Zustand ventral-vagaler Regulation begonnen hast. Begebe dich an den Ort, wo du zuerst deinen Anker gesetzt hast. Reflektiere darüber, wie du deinem Sympathischen Nervensystem und deinen dorsal-vagalen Reaktionen begegnen kannst, wenn du von deinem autonomen Sicherheitsschaltkreis geleitet wirst.

Kartieren, Beobachten, Würdigen, Nähren

Schließe die Augen oder lasse deinen Blick weicher werden, und verweile in einem angenehmen Gewahrsein deines Autonomen Nervensystems. Erwecke das Mapping deines autonomen Systems zum Leben. Betrachte dein Mapping vor deinem inneren Auge, und suche den Punkt darauf, an dem du dich momentan befindest.

Erforsche das kartierte Gebiet. Wohin hat dich die Reise durch die autonome Landschaft heute geführt? Vergegenwärtige dir den Weg, den du zurückgelegt hast. Und betrachte einzelne Augenblicke auf diesem Weg.

Nimm dir ein wenig Zeit, um über diese Erlebnisse zu reflektieren. Achte auf den Verlauf deines Weges ... darauf, in welche Richtung dein autonomes System dich führt.

Schau dir an, wie starke Zustandsveränderungen an steilen Linien zu erkennen sind.

Und achte auf die feinen Nuancen, die in sanft verlaufenden Kurven zum Ausdruck kommen.

Würdige den Weg, den dein Nervensystem gewählt hat, um deine Sicherheit zu wahren – den Pfad, auf dem du bis zu diesem Moment gereist bist – der dich an diesen konkreten Punkt auf deiner Karte geführt hat.

Nimm dir ein wenig Zeit, um der Erzählung deiner Karte über deine autonomen Reaktionen zu lauschen.

Geankert und offen

Schließe die Augen, oder schaue weniger fokussiert – was immer du in diesem Moment als richtig empfindest. Wechsle vom äußeren Gewahrsein zur inneren Verbundenheit. Lasse zu, daß du die Verbindung zu den Anforderungen aus deiner Umgebung verlierst. Spüre in die Verankerung hinein, die dich mit deinem Autonomen Nervensystem verbindet, geerdet und im Zustand der Regulation verwurzelt.

Aktiviere ein Vorstellungsbild, um dein Erleben zu veranschaulichen. Stelle fest, ob mit dem Bild eine Bewegung verbunden ist. Nimm dir Zeit, um das Bild und die Bewegung hervortreten zu lassen. Komme in der Sicherheit deines Nervensystems zur Ruhe.

Spüre nun, wie dich dein Anker im Zustand der Sicherheit und Regulation hält und dich in der Erhaltung deiner Bewegungsfreiheit unterstützt – der Fähigkeit, auf Veränderungen zu reagieren – der Fähigkeit, sich der Welt, die dich umgibt, zu öffnen. Würdige, daß du in Sicherheit gehalten wirst und daß du dich hinauswagen kannst, ohne hilflos davonzutreiben – daß du geankert und gleichzeitig offen sein kannst.

Veranschauliche dieses Erlebnis mit Hilfe eines Vorstellungsbildes – daß du gleichzeitig in Sicherheit geankert und für das Geschehen in deiner Umgebung offen bist. Stelle fest, ob mit dem Bild eine Bewegung verbunden ist. Ermögliche eine Folge von Bewegungen, die dem Erleben des gleichzeitigen Geankert- und Offenseins entspricht. Nimm dir Zeit, und laß deine Bilder und Bewegungen zum Leben erwachen.

Stelle dir an diesem Ort verkörperten Wissens – verbunden mit deiner biologischen Basis und mit den Bildern und Bewegungen, die das Erlebnis des Geankert- und Offenseins zum Leben erwecken – vor, daß du dich inmitten von Herausforderungen in einem Zustand des Gleichgewichts befindest, daß du dich mit Leichtigkeit in alle Richtungen bewegen kannst, in Sicherheit und im Zustand der Regulation verankert.

Sieh die vielen auftauchenden Pfade und Möglichkeiten. Spüre im Zustand der Sicherheit in das Erlebnis des Erforschens hinein. Freue dich zu wissen, daß du im Zustand der Regulation verankert bist.

Von diesem Anker bist du offen für Entdeckungen, neuartige Erlebnisse, neue Erzählungen. Während du dich auf den Wechsel von der nach innen gerichteten Aufmerksamkeit zum nach außen gerichteten Gewahrsein vorbereitest, kannst du ein wenig Zeit darauf verwenden, dir selbst Dankbarkeit zu übermitteln.

Ungefährdet in Ruhe und Stille

Schließe die Augen oder lasse deinen Blick weicher werden, was auch immer du in diesem Moment als richtig empfindest. Während du beginnst, dich nach innen zu bewegen, nimm dir vor, die Empfindung der Ruhe zu erforschen, und erlebe einen Augenblick innerer Stille.

Stelle eine Verbindung zu deinem Vagusnerv her. Spüre, wie sich die alte Energie der Immobilisierung und die neue der Verbundenheit gemeinsam bewegen, die beiden Zweige einer Nervenverbindung, die ein Erlebnis von Ruhe frei von Furcht ermöglichen.

Spüre, wie die Fasern dieser beiden Vaguspfade dich gemeinsam vom Handeln zum Ruhen in der Stille führen. Spüre die Weisheit deines sozialen Vagus, und versichere deinem alten Vagus, der dich schützt, daß es in diesem Augenblick ungefährlich ist, still zu werden. Spüre, wie du allmählich in einen Zustand der Stille ohne Furcht eintrittst.

Verweile einen Augenblick im Zustand der Stille. Spüre die Verbundenheit deiner beiden Vagusschaltkreise. Im Rahmen der ventral-vagalen Erzählung über Sicherheit ermöglicht dir dein dorsaler Vagus, dich in den Zustand der Stille zu versetzen. Und wenn du in diesem Zustand ungefährdet still bist, kannst du dich der Reflexion widmen, bereit, schweigend dazusitzen und die innige Verbundenheit zu genießen.

Güte

Schließe die Augen, oder lasse deinen Blick weich werden. Stelle fest, wo in deinem Körper du die Regungen der Energie des ventralen Vagus spürst. Das kann das Herz, die Brust, das Gesicht, der Bereich hinter den Augen oder ein anderer für dein System besonders wichtiger Teil deines Körpers sein. Spüre, wo deine Energie der Güte entsteht, und verweile dort einen Moment.

Folge dem Fluß ventral-vagaler Energie durch deinen Körper. Manchmal breitet sich dabei ein Gefühl der Wärme aus. Vielleicht fühlt sich dein Herz an, als würde es sich dehnen, oder du empfindest deinen Brustkorb als gefüllt. Du könntest auch ein Kribbeln im Bereich der Augen spüren oder eine Angespanntheit in der Kehle. Nimm dir etwas Zeit, um herauszufinden, wie du diesen ventral-vagalen Fluß erlebst. Halte inne, und genieße den Zustand.

Und nun stell dir vor, du nutzt diese Energie im Dienste der Heilung. Spüre, welche Kraft diesem Zustand innewohnt, einen anderen Menschen, ein anderes System fürsorglich und mitfühlend zu halten.

Stelle dir vor, auf wie viele Arten du diesen Zustand aktiv nutzen kannst, um auf die Welt einzuwirken.

Vielleicht hältst du einen geliebten Menschen in deinem Strom ventral-vagaler Energie, um sein Leiden zu lindern.

Oder du bist vielleicht die Person, die inmitten einer von Dysregulation geprägten Situation mit ihrer ventral-vagalen Energie belebend wirken kann.

Nimm dir ein wenig Zeit, um zu erkennen, welche Menschen in deinem Leben und welche Orte in deiner Welt deine ventral-vagale Präsenz benötigen. Stelle dir vor, du bewegst dich aus deinem Zustand ventral-vagalen Überflusses in diese Verbindungen hinein.

Durch das aktive, fortwährende und bewußte Anbieten ventral-vagaler Energie bist du ein Leuchtfeuer der Freundlichkeit, Großzügigkeit und Güte, des Mitgefühls, der Freundschaft und der allgemeinen Menschlichkeit.

Entwickle die Absicht, Wohlwollen auszustrahlen.

TEIL VII

Ein von der Polyvagal-Theorie inspiriertes Leben

Ein Leben auf der Leiter

Als ich anfing, diesen Text zu schreiben, sah ich in meinem Garten Schnee fallen. Als ich ihn beendete, blickte ich weit entfernt von meinem Zuhause auf das Meer. Mein Nervensystem wird von den Stürmen, die den Schnee bringen, und von den Geräuschen des Meeres genährt. An zwei so unterschiedlichen Orten hielt ich mich auf, als ich beschrieb, was geschieht, wenn wir das Leben aus der Perspektive der Polyvagal-Theorie betrachten.

Als lizensierte klinische Sozialarbeiterin liebe ich sowohl die Kunst als auch die Wissenschaft psychotherapeutischer Arbeit. Ich war immer überzeugt, daß Therapeuten die Funktionsweise des Gehirns in ihren Grundzügen verstehen sollten, weil wir uns mit unseren Klienten in einen Prozeß begeben, der zum Ziel hat, ihr Gehirn neu zu formen. Eines der Erlebnisse, die mich am stärksten beeindruckt haben, war ein Besuch in einem anatomischen Labor, wo ich die Arbeit an einem menschlichen Gehirn beobachten konnte. Ein Gehirn in Händen zu halten, seine architektonischen Charakteristika zu betrachten und mitzuerleben, wie es seziert wurde, weckte in mir einen ungeheuren Respekt vor der Beschaffenheit von Menschen und vor den potentiellen Auswirkungen einer Therapie auf unsere Neurobiologie. Die Auseinandersetzung mit der Neurobiologie ermöglichte mir, wissenschaftliche Erkenntnisse für meine Arbeit nutzbar zu machen. Die Polyvagal-Theorie verhalf mir schließlich zu einem tieferen Verständnis dessen, wie Gehirn und Körper miteinander verbunden sind. Dies hat meine Leidenschaft entfacht, Therapeuten in der Wissenschaft der Verbundenheit auszubilden, und mich dazu gebracht, auch Laien mit dieser Thematik vertraut zu machen – mit dem, was ich als die »Wissenschaft von einem Gefühl der eigenen Sicherheit, das so stark ist, daß man sich in das Leben verliebt und sich den mit ihm verbundenen Gefahren stellt« bezeichne.

Verbundenheit ist für das Wohlbefinden von zentraler Bedeutung und spielt in der Polyvagal-Theorie eine wichtige Rolle. Wir haben einen natürlichen Drang, uns mit anderen Menschen zu verbinden, und ich glaube, daß dem Wesen unserer biologischen Grundlagen entspricht, diese Tendenz zu unterstützen. Unser Nervensystem kennt den Weg, der zum Zustand ventral-vagaler Sicherheit zurückführt, in dem es uns möglich ist, zu anderen Menschen in Verbindung zu treten. Die Wege, die nach Hause führen, stehen bereit und erwarten uns. Vielleicht sind sie verdeckt oder uns nicht vertraut und wir haben sie schon länger nicht benutzt. Doch wenn es uns auch nur für sehr kurze Zeit gelingt – wenn wir einen Glimmer erleben –, den Weg zum ventral-vagalen Zustand zu finden, wird uns wieder bewußt, daß unser Nervensystem den Weg kennt.

Wir haben eine tiefe Sehnsucht, mit uns selbst, mit anderen Menschen, mit der Welt und mit dem göttlichen Geist verbunden zu sein. Wenn wir aus dem Zustand der Verbundenheit in den der Schutzsuche wechseln, leiden wir körperlich und psychisch. Schauen wir uns Kranksein und Wohlsein im Hinblick darauf an, welche autonomen Zustände dabei jeweils aktiviert sind, können wir uns Kranksein als Resultat eines Nervensystems in einem bestimmten Zustand der Dysregulation vorstellen. Wohlsein hingegen ist kennzeichnend für ein Nervensystem unter dem Einfluß des ventral-vagalen Systems. Ist die regulierende Energie des ventral-vagalen Systems nicht oder nicht zuverlässig verfügbar, ruft der Zustand der Dysregulation Leiden hervor. Fehlt eine bestimmte Menge an ventral-vagaler Energie im System entstehen Desintegration, Dysregulation und Leiden.

Sind wir im ventral-vagalen Zustand verankert, wird etwas, das uns andernfalls in einen überlebenssichernden autonomen Zustand sympathischer Mobilisierung im Sinne einer Kampf- oder Fluchtreaktion, eines dorsal-vagalen Kollaps und des Shutdown versetzen würde, zu einem Erlebnis von

Sicherheit und Verbundenheit. Im Hintergrund erledigen dann die sympathische und die dorsal-vagale Energie ihre alltäglichen Aufgaben: Sie beeinflussen den Rhythmus des Herzens und der Atmung, versorgen unser System mit Energie und steuern dorsal-vagal unsere Verdauungsprozesse. Wir haben Zugang zur Energie des Sympathischen Nervensystems und zur Stille des dorsal-vagalen Zustandes. Wir können uns auf reaktive sympathische und dorsal-vagale Vorgänge einlassen, ohne von ihnen völlig vereinnahmt zu werden. Ventral-vagale Energie ermöglicht uns, in unseren dysregulierten Zuständen enthaltene Überlebenserzählungen neugierig und mitfühlend anzuhören. In einem ventral-vagalen Zustand verankert, können wir aus unseren Erlebnissen eine kohärente Erzählung entwickeln – eine Erzählung, die alle Elemente unseres Erlebens verbindet.

Tatsächlich befindet sich niemand ständig im ventral-vagalen Zustand, und ich glaube auch nicht, daß das erreichbar oder auch nur wünschenswert ist. Wir treten im Laufe eines Tages ganz natürlich in den Zustand der Regulation ein und verlassen ihn wieder, Mal um Mal und im Großen wie im Kleinen. Manchmal benötigen wir die adaptive überlebenssichernde Reaktion der sympathischen Mobilisierung oder des dorsal-vagalen Rückzugs. Bei unseren ständig wechselnden Verbindungen zu anderen Menschen werden wir oft mit einem chaotischen Gemisch autonomer Energien konfrontiert. Wir bewegen uns im Tagesverlauf auf der autonomen Leiter etliche Male aufwärts und abwärts. Nicht daß wir aus dem Zustand ventral-vagaler Regulation herausgezogen werden, ist das Problem, sondern daß wir in einem überlebenssichernden Zustand steckenbleiben. Wenn wir nicht in der Lage sind, in die Sicherheit eines ventral-vagalen Zustandes zurückzukehren, kann das körperliche Krankheiten und emotionales Leid hervorrufen. Die Fähigkeit zum flexiblen Wechsel zwischen den autonomen Zuständen festigt unser Wohlbefinden. Ein flexibles System ist resilient … und ein resilientes System bringt Erzählungen über Möglichkeiten hervor.

Unsere Fähigkeit, uns im ventral-vagalen Zustand zu verankern und aus einem Zustand der Dysregulation in ersteren zurückzukehren, verändert sich ständig. Indem wir die impliziten Erlebnisse des Nervensystems in das explizite Gewahrsein befördern, befreien wir uns aus habituellen Reaktionsmustern und erschließen uns die Fähigkeit, uns zu verändern. Um dies zu erreichen, orientieren wir uns an den »fünf R« – *recognize, respect, regulate, reshape* und *re-story*. Gewahrsein ermöglicht uns, den autonomen Zustand zu erkennen *(recognize)* und ihn adäquat zu benennen. Wir respektieren *(respect)* damit, daß der Zustand im Dienste des Überlebens aktiviert wurde und daß das Nervensystem immer bemüht ist, unsere Sicherheit zu gewährleisten. Stellen wir dem Ausdruck »überlebenssichernde Reaktion« das Attribut »adaptive« voran, erinnert uns das daran, daß unser Verhalten in einem bestimmten Augenblick zwar als irrational und uns unsere Erzählung als verrückt erscheinen mag, aber offenbar ein vertrautes Gefahrensignal zum Leben erwacht ist und unser Nervensystem ein altes Schutzmuster aktiviert hat. Anschließend arbeiten wir auf die ventral-vagale Regulation *(regulate)* hin und erforschen, wie sich das Muster umgestalten *(reshape)* läßt. Und schließlich hören wir uns die entstehende neue Erzählung an *(restorying)*. Indem wir zu verstehen lernen, wie das Autonome Nervensystem verkörperte, umgebungsbezogene und relationale Erlebnisse aufnimmt, werden wir zu aktiven Nutzern unserer Systeme und zu Schöpfern unserer autonomen Erzählungen.

Sich über den Weg zurück in einen ventral-vagalen Zustand klar zu sein ist der Schlüssel zu einem Leben im Zustand inneren Gleichgewichts. Wenn wir einen Halt im Zustand der Regulation finden, können wir uns jedes Problem mit Neugier, Kreativität und der Fähigkeit, Alternativen zu erkennen und Möglichkeiten zu erforschen, anschauen – emergenten Eigenschaften, die einen ventral-vagalen Zustand begleiten. Aus dieser Perspektive betrachtet, verfügen wir über autonome Ressourcen, die uns ermöglichen, unser Erleben in einem neuen Licht zu sehen, und oft entdecken wir dann eine Art, in der Welt zu sein, die wir nie für möglich gehalten hätten.

Eine von der Polyvagal-Theorie geprägte Sicht des Lebens ist nicht nur eine theoretische Position, sondern eine Art, in der Welt zu sein, die wir erleben. Indem wir uns unsere autonomen Erzählungen anhören, halten wir unsere Systeme dazu an, sich in Richtung ventral-vagaler Regulation zu bewegen, und wir lassen uns auf eine neue Art auf sie ein. Wenn wir unseren Alltag im Sinne des polyvagalen Ansatzes leben, können wir unserer autonomen Erlebnisse gewahr sein und zu einer regulierten und regulierenden Präsenz nicht nur für uns selbst, sondern auch für unsere Partner, Familienangehörigen, Freunde, Kollegen und alle Menschen, mit denen wir im Alltagsleben in Kontakt sind, werden.

Sind wir fest im ventral-vagalen Zustand verankert, fühlen wir uns wahrhaft verkörpert, präsent, sicher und bereit zum Kontakt. Unser Gehirn stellt uns dann Informationen zur Verfügung, die uns ermöglichen, uns organisiert und tatkräftig in der Welt zu engagieren. Wir sind dann in der Lage, die Erzählungen anderer Menschen aufzunehmen, und wir fühlen uns angehört, wenn wir unsere eigene Erzählung präsentieren. Entfernen wir uns von der Energie des ventral-vagalen Pfades, bewegt sich unsere biologische Basis vom Zustand der Verbundenheit zu dem der Schutzsuche, und wir verlieren die Fähigkeit, zu den genannten Eigenschaften und Erlebnissen in Kontakt zu treten. Unsere Arbeit besteht darin zu erkennen, wo auf einer autonomen Landkarte wir uns befinden, und zu lernen, zurück in den ventral-vagalen Zustand zu gelangen – zurück in den Zustand des Wohlbefindens. Wir müssen uns fragen: »Was brauche ich in diesem Moment, um auf der autonomen Leiter in den Bereich der Sicherheit zu gelangen?«

Zu lernen innezuhalten, sich einzustimmen und die Botschaft zu entschlüsseln, die unser Nervensystem empfangen hat und uns nun mitteilen möchte, ist deshalb so wichtig, weil es uns hilft, die Welt anders zu sehen und unserer autonomen Weisheit zu vertrauen. Regelmäßiges Üben verbessert die Flexibilität des Systems. Und ein flexibles Nervensystem bringt eine Erzählung über Möglichkeiten hervor. Wenn wir uns im ventral-vagalen Zustand befinden, handelt unsere Erzählung vom Überfluß.

Leben auf der Leiter in schwierigen Zeiten

Wir leben in einer Zeit, die von Ungewißheit und Unvorhersehbarkeit geprägt ist, in der ständig und überall Gefahrensignale auftauchen und Signale für Sicherheit schwer zu finden und im Blick zu behalten sind. Sobald wir unsere Verankerung im ventral-vagalen Zustand verlieren, entfernen wir uns von der Regulation und treten in eine Überlebenserzählung ein. Solch eine Erzählung kann durch sympathische Aktivierung entstehen, die Kampf- oder Fluchtverhalten hervorruft; sie kann aber auch aus dorsal-vagaler

Immobilisierung und Hoffnungslosigkeit hervorgehen, die zu Shutdown und Kollaps führt. Jede Überlebenserzählung beeinträchtigt unsere Fähigkeit, neugierig und mitfühlend zu sein und Möglichkeiten der Veränderung zu erforschen.

Drei Elemente tragen zum autonomen Erleben von Wohlbefinden bei: Kontext, Wahlfreiheit und Verbundenheit. Sie helfen dem Nervensystem, sich in einem Zustand der Sicherheit und Regulation zu verankern. Wenn sie vorhanden sind, finden wir den Weg zur Regulation leichter; fehlt eines der Drei, haben wir das Gefühl, die Balance zu verlieren, und wir fühlen uns unwohl. Ereignisse auf der ganzen Welt wirken ständig auf das Nervensystem ein. Die weltweiten Störungen von Kontext, Wahlfreiheit und Verbundenheit beeinflussen in starkem Maße unsere Fähigkeit, in einen Zustand der Regulation einzutreten und uns auf Beziehungen einzulassen.

Menschen sind Geschichtenerzähler. Kontexte helfen uns, ein Erlebnis zu verstehen, und schaffen die Voraussetzungen für unsere Erzählungen. Das Wort Kontext stammt vom lateinischen Wort *contexere*, »zusammenweben«, ab. Bezogen auf das Nervensystem beinhaltet Kontext das Zusammentragen von Informationen über das Wie, Was und Warum, mit dem Ziel, Erlebnisse zu verstehen und zu beantworten. Wir leben in einer von den sogenannten sozialen Medien und blitzschnellen News-feeds geprägten Welt. Uns steht eine wahre Flut von Informationen zur Verfügung, die zudem Minute für Minute auf den neuesten Stand gebracht werden und sich blitzschnell verändern. Einige Menschen empfinden es als regulierend, das aktuelle Geschehen genau zu verfolgen, wohingegen andere es als überwältigend empfinden. Wir alle müssen für uns persönlich herausfinden, an welchem Punkt eine Überlastung eintritt.

Angesichts der zunehmenden Verbreitung von Falschinformationen müssen wir gewiefte Konsumenten sein und uns um zuverlässige Informationsquellen bemühen. Der Kontext bietet einen Rahmen für unser Verständnis. Wenn wir das Vertrauen zur Korrektheit von Informationen verlieren, können wir leicht aus dem Zustand der Regulation heraus und in ein Schutzmuster hineingezogen werden.

Wahlmöglichkeiten zu haben ist ein autonomes Signal für einen Zustand der Sicherheit und kommt einer Einladung zur Verbundenheit gleich.

Konkreter gesagt, wissen wir, daß sowohl ein Mangel an Wahlmöglichkeiten als auch ein Zuviel eine Warnung beinhaltet, wohingegen die genau richtige Zahl an Wahlmöglichkeiten in einem bestimmten Moment unser ventral-vagales System belebt. Manchmal machen weniger Wahlmöglichkeiten eine geringere Zahl von Entscheidungen erforderlich. Dies erzeugt ein Gefühl der Erleichterung darüber, überwältigenden Anforderungen des Alltagslebens entkommen zu sein. In anderen Fällen wird die Einschränkung der Entscheidungsalternativen als beengend empfunden, wodurch ein sympathischer autonomer Zustand, der mit einem Gefühl der Verzweiflung und mit dem Bedürfnis, aktiv zu werden, einhergeht, initiiert wird. In wieder anderen Situationen führt ein Mangel an Entscheidungsalternativen zu Verzweiflung und dem Verlust der Handlungsfähigkeit, was einen dorsal-vagalen Kollaps hervorrufen und zum Rückzug aus der Welt und in die Isolation führen kann. Allerdings kann auch das Vorhandensein unbegrenzter Möglichkeiten überwältigend wirken, weil wir uns in einem Meer von Alternativen leicht verloren fühlen. Leider gibt es keine goldene Regel für eine genau richtige Anzahl von Wahlmöglichkeiten. Existenz und Mangel an denselben können zu einem Zustand der Regulation, der (sympathischen) Aktivierung oder der Immobilisierung führen. Im Alltag gelingt es uns besser, im Zustand der Sicherheit und Regulation verankert zu bleiben, wenn wir die Zahl der verfügbaren Wahlmöglichkeiten als genau richtig empfinden. Nur im ventral-vagalen Zustand können wir, unterstützt von unserem denkenden Gehirn, Möglichkeiten erforschen und für uns selbst und mit anderen zusammen aus der Sicherheit eines Zustandes der Regulation heraus Entscheidungen treffen.

Zum Abschluß schauen wir uns die Verbundenheit an. Wir sind für ein Leben im Zustand der Verbundenheit geschaffen. Angesichts der vielen traumatischen Ereignisse, die in der Welt ständig stattfinden, heute noch häufiger als je zuvor, wird das Zusammensein mit anderen Menschen leicht zum Gefahrensignal, statt daß es die Möglichkeit von Sicherheit und Regulation in Aussicht stellt. Fehlen uns Möglichkeiten, in Verbindung zu treten, bleibt unser Leiden in unserem Nervensystem. Wir verlieren dann das Gefühl der Zugehörigkeit zum Geschehen in der Welt und zum sicheren Eingebundensein in dieses Geschehen. Unsere Einsamkeit konfrontiert uns mit

Schmerz. Unsere überlebenssichernden Strategien erwachen, wenn wir einsam und nicht eingestimmt sind. Vielleicht versuchen wir dann verzweifelt, in Kontakt zu treten, bevor wir uns in die Resignation zurückziehen. Ohne den regulierenden Einfluß des ventralen Vagus werden wir dazu getrieben, uns zurückzuziehen und die Verbindung zu unserem Partner, den Familienangehörigen und Freunden zu lösen. Bleiben diese Aktivitäten unbeobachtet, können Sie zu habituellen Reaktionsmustern werden.

Der Weg vorwärts

In diesen schwierigen Zeiten geht es darum, gemeinsam einen Zustand der Sicherheit und eine Erzählung über Verbundenheit zu kreieren. Auf der ganzen Welt sehen sich heute Menschen gezwungen, ihr Zuhause, ihren Arbeitsplatz und das Gemeinwesen, in dem sie leben, aufzugeben; sie werden von ihren Unterstützungsnetzwerken abgeschnitten, und sie fühlen sich verängstigt und nicht in Sicherheit. Die in diesem Ausmaß bisher unbekannte Störung des Flusses der Lebenskräfte zwingt uns, neue Möglichkeiten des Alleinseins und der Verbundenheit zu erforschen. Angesichts der aktuellen Umstände müssen wir lernen, uns nach innen zu orientieren, Nahrung im Alleinsein zu finden und neue Möglichkeiten zu entwickeln, zu anderen Menschen in Verbindung zu treten.

Wie reagiert unsere biologische Basis auf das Geschehen in der Welt? Bei der Beantwortung dieser Frage sehen wir Gruppen von Menschen vor uns, die in der überlebenssichernden sympathischen Kampf-und-Flucht-Energie aktiviert sind, und andere, die in einen Zustand dorsal-vagaler Verzweiflung geraten sind. Beide Gruppen erleben Gefahrensignale, die weitaus stärker sind als alle vorhandenen Signale für Sicherheit, weshalb bei ihnen die Sicherheit/Gefahr-Gleichung von der Verbundenheit stark in Richtung Schutz gekippt ist. Diese Menschen sind Gefangene der in ihrem Gehirn entstandenen Erzählungen, die der Tatsache einen Sinn abzugewinnen versuchen, daß die überlebenssichernde Energie ihren Körper mit gutem Grund durchflutet. Wenn wir uns schwierigen Gesprächen und der Arbeit an Veränderungen widmen wollen, brauchen wir Gruppen von im ventral-vagalen Zustand verankerten Menschen, deren Gehirne in der Lage sind, eine Erzählung über Möglichkeiten zu entwickeln, und die ihre innere Balance in Richtung Sicherheit und Verbundenheit zu bewegen vermögen. Ein ventral-vagaler Zustand stärkt die Fähigkeit, zu reflektieren und zu reagieren. Wenn wir von einer Verankerung in Sicherheit ausgehen, können wir nicht nur unser eigenes Nervensystem, sondern auch größere gesellschaftliche Systeme umgestalten. Die Pfade, die wir aus einer Notlage heraus schaffen, können unser individuelles und gemeinschaftliches Wohlbefinden auch in Zukunft weiter unterstützen. Entscheidend ist dabei die ventral-vagale Energie. Im ventral-vagalen Zustand erkennen wir unser eigenes Erleben, wir können uns das autonome Erleben eines anderen Menschen anschauen, wir würdigen die Unterschiede und treten in einen Zustand der Verbundenheit ein. So finden wir sowohl als Einzelne als auch als globale Gemeinschaft einen Weg vorwärts.

Wir sind für die autonomen Informationen, die wir in die Welt senden, verantwortlich. Die Neurozeption und das System für soziale Verbundenheit ermöglichen uns die Verbindung von Nervensystem zu Nervensystem. Mein autonomer Zustand übermittelt im Alltag einen Willkommensgruß oder eine Warnung, und jedes Nervensystem in der Nähe empfängt diese Botschaft. Fühle ich mich vom Zustand der Welt überwältigt, Veränderungen erscheinen mir als unmöglich, und meine Gedanken nähern sich dem Wunsch aufzugeben, vergegenwärtige ich mir, daß ich mit den Nervensystemen, die mich umgeben, kommuniziere und auf diese Weise den Weg in den ventral-vagalen Zustand zurückfinde. Ventral-vagale Energie wird durch direkten oder indirekten Kontakt übermittelt. Sie kann einen starken Welleneffekt erzeugen. Indem wir eine autonome Botschaft der Sicherheit und eine Einladung zur Verbundenheit übermitteln, können wir die Welt verändern, ein Nervensystem nach dem anderen.

Über die Autorin

Deb Dana, LCSW, ist Therapeutin, Beraterin und Autorin und international als Referentin aktiv. Sie beschäftigt sich in ihren Kursen mit den Erkenntnissen der Polyvagal-Theorie für die Arbeit mit Traumatisierten. Debs Arbeit zeigt, wie sich die Polyvagal-Theorie hinsichtlich des Geschehens in Beziehungen, der psychischen Gesundheit und bei Traumatisierten auswirkt und wie wir sie nutzen können, um unseren Umgang mit dem Alltag zu verändern.

Dabei ist es ihr wichtig, die Polyvagal-Theorie in eine Sprache zu übersetzen, die so verständlich wie leicht zugänglich ist, und sie versucht, ihre Erkenntnisse dementsprechend anzuwenden – das gilt sowohl für klinisch arbeitende Psychologen als auch für interessierte Laien.

Deb Dana ist Autorin folgender im G. P. Probst Verlag erschienener Titel:

Die Polyvagal-Theorie in der Therapie
Arbeiten mit der Polyvagal-Theorie
Flipchart Polyvagal-Theorie.

Kathleen Mates-Youngman

Verbundenheit in Beziehungen stärken

30 strukturierte Gespräche für Paare
Ein Arbeitsbuch für Therapeuten und Klienten

Übersetzt von Theo Kierdorf & Hildegard Höhr
216 Seiten, Klappenbroschur, mit Lesezeichen

Das Arbeitsbuch für die Paartherapie besteht aus einer Anzahl von Fragenkatalogen, die konstruktive Paargespräche und die Entwicklung einer anhaltenden Gesprächsbereitschaft fördern sollen. Im Zentrum des Arbeitsbuches, das in dieser Form einzigartig ist, stehen 30 strukturierte Gespräche über typische Streitpunkte in Beziehungen. Jedes der 30 Themen wird in einer speziellen Einführung erläutert, es werden Zielfindungsstrategien erklärt, und es werden jeweils zehn Fragen aufgeführt, welche die Partner einander stellen sollen – und all dies wird in einem leicht verständlichen, achtsamen Stil präsentiert.

»Anstatt Analysen, Ratschlägen oder Theorien bietet das Buch eine Reihe von Fragenkatalogen zu bestimmten Themen, um Gespräche anzuregen, die Paaren helfen, ihre Beziehung zueinander zu vertiefen und ihre Verbundenheit zu stärken. Paare werden in diesem Buch einen ausgezeichneten Leitfaden finden, und Therapeuten ein sehr wirksames Instrument zur Ergänzung des Therapieprozesses.«

– Harville Hendrix & Helen LaKelly Hunt

G. P. PROBST VERLAG
Lichtenau/Westfalen

Eine ausführliche Präsentation sämtlicher lieferbaren und geplanten Titel unseres Verlages finden Sie im Internet unter *www.gp-probst.de*

TITELLISTE – Auswahl

Band 2 – Emerson & Hopper: *Trauma-Yoga* (4. Aufl.)
Band 12 – Putnam: *Handbuch Dissoziative Identitätsstörung* (2. Aufl.)
Band 13 – Scaer: *Das Trauma-Spektrum* (2. Aufl.)
Band 17 – Paulsen: *Trauma und Dissoziation mit neuen Augen sehen* (2. Aufl.)
Band 23 – van der Kolk: *Verkörperter Schrecken* (8. Aufl.)
Band 24 – Emerson: *Trauma-Yoga in der Therapie*
Band 28 – Shapiro: *Ego-State-Interventionen – leicht gemacht* (3. Aufl.)
Band 29 – Porges: *Die Polyvagal-Theorie und die Suche nach Sicherheit* (4. Aufl.)
Band 31 – Scaer: *Acht Schlüssel zur Gehirn-Körper-Balance*
Band 32 – Steele, Boon & van der Hart: *Die Behandlung traumabasierter Dissoziation* (2. Aufl.)
Band 34 – Schwartz: *Arbeitsbuch Komplexe PTBS* (2. Aufl.)
Band 35 – Najavits: *Trauma, Sucht und die Suche nach Sicherheit*
Band 36 – Dana: *Die Polyvagal-Theorie in der Therapie* (3. Aufl.)
Band 38 – Porges & Dana (Hrsg.): *Klinische Anwendungen der Polyvagal-Theorie*
Band 40 – Mischke-Reeds: *Somatische Psychotherapie – ein Werkzeugkasten*
Band 41 – Bentzen: *Neuroaffektive Meditation* (2. Aufl.)
Band 43 – Dana: *Arbeiten mit der Polyvagal-Theorie* (2. Aufl.)
Band 44 – Dana: *Leben mit der Polyvagal-Theorie*
Band 45 – Delahooke: *Mehr als Verhalten*
Band 46 – Schwartz: *Vom Trauma genesen – ein Übungsbuch*
Band 48 – Porges: *Heilen mit der Polyvagal-Theorie*
Band 50 – Fisher: *Traumaspuren transformieren*
Band 51 – Dana: *Flipchart Polyvagal-Theorie*
Band 52 – Mates-Youngman: *Verbundenheit in Beziehungen stärken*
Band 53 – Schwartz: *Die Praxis der Behandlung komplexer PTBS*
Band 54 – Anderson: *Traumata überwinden mit der IFS-Therapie*
Band 55 – Sanders & Thompson: *Die Polyvagal-Theorie und die Entwicklung des Kindes*
Band 56 – Schwartz: *Therapeutisches Yoga und Polyvagal-Theorie*
Band 57 – Delahooke: *Brain-Body Parenting – fröhliche und resiliente Kinder erziehen statt Verhalten zu beeinflussen*